日本リウマチ学会

リウマチ診療のための

関節エコー撮像の手引き 改訂版

［編集］一般社団法人日本リウマチ学会
［編著］一般社団法人日本リウマチ学会関節リウマチ超音波標準化小委員会

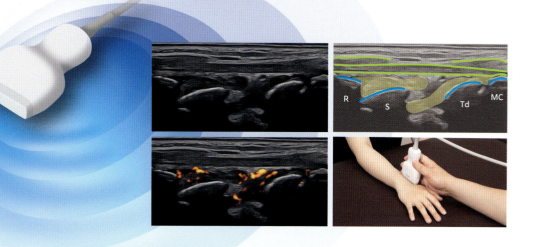

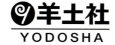

羊土社
YODOSHA

謹告 ─────

　本書に記載されている診断法・治療法に関しては，発行時点における最新の情報に基づき，正確を期するよう，著者ならびに出版社はそれぞれ最善の努力を払っております．しかし，医学，医療の進歩により，記載された内容が正確かつ完全ではなくなる場合もございます．

　したがって，実際の診断法・治療法で，熟知していない，あるいは汎用されていない新薬をはじめとする医薬品の使用，検査の実施および判読にあたっては，まず医薬品添付文書や機器および試薬の説明書で確認され，また診療技術に関しては十分考慮されたうえで，常に細心の注意を払われるようお願いいたします．

　本書記載の診断法・治療法・医薬品・検査法・疾患への適応などが，その後の医学研究ならびに医療の進歩により本書発行後に変更された場合，その診断法・治療法・医薬品・検査法・疾患への適応などによる不測の事故に対して，著者ならびに出版社はその責を負いかねますのでご了承ください．

❖ **本書関連情報のメール通知サービスをご利用ください**

メール通知サービスにご登録いただいた方には，本書に関する下記情報をメールにてお知らせいたしますので，ご登録ください．

・本書発行後の更新情報や修正情報（正誤表情報）
・本書の改訂情報
・本書に関連した書籍やコンテンツ，セミナーなどに関する情報

※ご登録の際は，羊土社会員のログイン／新規登録が必要です

ご登録はこちらから

改訂版刊行にあたって

　日本リウマチ学会より「日本リウマチ学会 リウマチ診療のための関節エコー撮像の手引き 改訂版」をお届けします．関節リウマチは滑膜炎を主座とする自己免疫疾患で，遷延性，破壊性関節炎を特徴とし，疼痛や不可逆的な変形による身体機能障害を生じます．メトトレキサートなどの抗リウマチ薬，生物学的製剤やJAK阻害薬などの分子標的治療が導入されて，すべての患者において寛解が治療目標となり，関節の構造的損傷の防止が可能となってきました．その結果，関節が壊れる前の診断，鑑別診断，関節の構造的損傷を正確に評価することが必要になりました．関節超音波検査は，筋骨格系の炎症負荷と損傷に関する情報を提供し，関節リウマチやその他の炎症性関節炎の診療における理学的検査を補完するツールとして，ますます重要なものとなってきています．

　関節超音波検査が最初に使用されたのは約50年前ですが，リウマチ性疾患の診断や経過観察のために臨床評価と共に，他の画像診断法に優位性をもって使用されるツールになってきました．関節超音波検査は動いている構造を観察することができ，ポイントオブケアでの利用，低コスト，安全性，忍容性，携帯性に秀でています．訓練された評価者により，明らかな関節腫脹を伴わない関節痛を有する患者における炎症性および構造的変化の検出，さまざまな炎症性関節炎の鑑別，モニタリング，治療・転機の評価などにおいて価値が実証されています．病歴聴取や身体診察と組み合わせて関節超音波検査を使用することで，関節炎が疑われる患者の診断の確実性が増し，受診回数を減らすこともできます．

　日本リウマチ学会では，斯様なリウマチ診療の変化に対応して，2011年に本書の初版である「リウマチ診療のための関節エコー撮像法ガイドライン」を発行しました．このたび，川上純先生を委員長とする関節リウマチ超音波標準化小委員会を中心に14年ぶりに改訂し，パブリックコメントを経て理事会で承認しました．ご尽力戴いた関係の皆様には心から厚く御礼申し上げます．治療や機器の著しい進歩などを踏まえて，すべての掲載画像を刷新し，また，撮像部位を見直し，観察推奨部位の項目数が39項目から58項目に増加しました．さらに，機器の性能の向上に伴い，付着部炎なども明確に撮像することができ，乾癬性関節炎などのリウマチ類縁疾患の診断，鑑別診断にも威力を発揮するようになりました．

日本リウマチ学会では，関節超音波検査を最も適切に使用できるプロの育成を
めざして，医師のみならず臨床検査技師，診療放射線技師，看護師などのメディ
カルスタッフを対象とした学会登録ソノグラファー制度を設立し，エキスパート
による関節超音波検査初級・中級講習会などを実施しています．本書は斯様な活
動の一環として，すぐに役立つ最高峰の教科書，実用書としても企画されました．
画像を視覚化することで，患者と情報を共有するためのツールになり，診療の質
向上に寄与するはずです．修練医に対する教育ツールにもなり，技術の習得はリ
ウマチ学を専攻するうえで魅力となるはずです．さらに，評価者の解剖学的知識
や触診技術の習得にも寄与し，治療方針の決定や評価などを介して診療技術の向
上に繋がるはずです．本書をリウマチ診療の実践に広く役立て，疾患を正しく理
解し，さまざまな問題点に的確に対処することをめざすとともに，リウマチ学の
新たな潮流を実感くだされればと期待しています．

2025年3月吉日

一般社団法人日本リウマチ学会 理事長
（産業医科大学医学部 第1内科学講座 教授）
田中良哉

改訂版の序

この度，「リウマチ診療のための関節エコー撮像法ガイドライン」を，14年ぶりに改訂し，日本リウマチ学会より「日本リウマチ学会 リウマチ診療のための関節エコー撮像の手引き 改訂版」として，お届けします．

関節エコー（関節超音波）は，実臨床においてさまざまな場面で役立ちますが，「日本リウマチ学会 リウマチ診療のための関節エコー撮像の手引き 改訂版」は，その中でも特に，炎症性関節炎の患者さんの，関節エコーを用いる診療に，必須の情報を満載しています．

2011年の初版からの14年間で，炎症性関節炎の診療は大きく進展しました．関節リウマチの分子標的薬はTNF阻害薬，IL-6阻害薬，アバタセプト，JAK阻害薬にTNF阻害薬のバイオシミラーと治療の選択肢が豊富になりましたが，それでも様々な要因でDifficult-to-treat RAになる患者さんがおられます．EULAR points to consider for the management of difficult-to-treat rheumatoid arthritis（Ann Rheum Dis 2022;81:20-33）の中に，疾患活動性評価における関節エコーの有用性が述べられています［Points of consider（2）*Where there is doubt on the presence of inflammatory activity based on clinical assessment and composite indices, ultrasonography*（US）*may be considered for this evaluation*（LoE：4, SoR：C, LoA：9.2（1.4））．］．

脊椎関節炎の病態解明と分子標的薬の進歩も目覚ましく，脊椎関節炎の評価には，関節滑膜炎はもとより，付着部炎の評価が必須であることも常識となり，これらの評価にも，関節エコーは頻用されています．

今回は，2011年の初版時と比較しての機器の進歩等を踏まえ，掲載画像をすべて刷新しました．また，付着部を含めて撮像部位を見直し，観察推奨部位の項目数も39項目から58項目に増加させる形での，改訂となりました．すなわち，診断技術・機器の進歩に伴いエコー画像をすべて刷新し，撮像すべき部位や評価法を大幅に追加した全面改訂であり，関節超音波における教科書・実用書の，新たなスタンダードになり得ると思います．

是非，手にとってご活用いただき，よりよい診療の一助にしていただければ幸いです．

2025年3月吉日

日本リウマチ学会関節リウマチ超音波標準化小委員会 委員長
（長崎大学大学院医歯薬学総合研究科 先進予防医学共同専攻
リウマチ・膠原病内科学分野 教授）
川上　純

初版刊行にあたって

このたび『リウマチ診療のための関節エコー撮像法ガイドライン』が刊行されることとなったが，日本リウマチ学会としては喜ばしい限りである．

関節リウマチ（RA）の診療には「パラダイムシフト」とよばれる大きなうねりが押し寄せていることは周知の事実である．その理由は，メトトレキサートや生物学的製剤のようなきわめて有効性の高い薬剤が登場したからである．

しかし，忘れてはならないのは，RAの診断および治療法の決定のおおもとにあるのは関節所見を含む総合的疾患活動性の評価である．そして，その基本にあるのは関節の視診，触診などによる理学的診察である．しかし，この理学的診察なるものは「名人芸」ともいえるテクニックを要するものであり，きわめて主観的な要素が強く，しかも定量性にも再現性にも乏しい．この問題点を解決できるのは画像診断であるが，従来のX線検査は感度が悪く，X線を用いることから頻回には検査はできない．またMRIは汎用性がなく，しかも機器も検査費用も高価であるうえに，未だ関節検査としては十分に標準化されていない．

一方，超音波検査はすでに日常臨床に定着しており，多くの医療機関が超音波機器を有している．また，MRIと比較すると汎用性が高く，安価にかつ再現性高く，いつでもどこでも検査が行えるという利点を有している．プローブも関節用のものに取り換えれば関節エコーを実施することも可能となる．さらに，すでにヨーロッパでは，RAの早期診断のツールとして関節エコーを臨床現場で積極的に応用している．しかし，我が国のリウマチ診療では関節エコーの導入が遅れており，しかも撮像法が標準化されていない点が大きな問題であった．

日本リウマチ学会はこの問題に即応するために，2010年より関節リウマチ超音波標準化小委員会を立ち上げ，早くから関節エコーの重要性に着目していた小池隆夫教授（北海道大学大学院医学研究科内科学講座・第二内科）に委員長として指導的な役割を果たしていただいた．その結果，出来上がったのが本書である．本書は我が国の関節エコーの若き専門家の力を集大成して出来上がった力作である．その努力に対して深甚の敬意を表したい．

本年度から日本リウマチ支部集会では関節エコー講習会を開催し始めているが，そこでもこの本はまさに「バイブル」となることであろう．本書が我が国のリウマチ診療のブースターとなることを心より期待してやまない．

2011年2月

一般社団法人 日本リウマチ学会

理事長　宮坂信之

初版の序

　生物学的製剤の登場により，関節リウマチ（RA）の「寛解」や「治癒」が語られる時代になってきた．「寛解」や「治癒」とは，言い換えれば「骨破壊の完全な抑制」なので，RAの病状を把握するためには，関節の構造破壊の有無を客観的に観察し評価する必要がある．この目的に使用されるのが画像診断である．

　関節エコーは，Grey Scale Ultrasonography（GS-US）法とPower Doppler Ultrasonography（PD-US）法の2種類のモードをリアルタイムに使用することで関節炎の詳細な評価が可能である．特にPD-US法は，炎症滑膜組織内の異常血流を描出し評価する方法であり，コスト的に優れ，非侵襲的であるため，RAの検査法として欧州では広く臨床現場に普及している．

　近年RAの早期からの治療の重要性が指摘され，客観性の高い正確な診断法の確立と普及が望まれている．そのためには，MRIや関節エコーなどの画像評価の標準化が不可欠であるが，特に関節エコーでは，「病態評価」の世界的なコンセンサスすらない．

　このような現状を少しでも打開するために，2010年1月，日本リウマチ学会のなかに，関節リウマチ超音波標準化委員会（委員長：小池隆夫ならびに内科，整形外科，放射線科，検査科の代表15名からなる委員会）が作られた．そこでの討議から，本委員会のミッションを①関節リウマチの診断および疾患活動性評価における関節エコー検査を用いた撮像方法と評価方法の標準化を図ること，②標準化した関節エコー検査を用いた多施設共同研究により，リウマチ診療における関節エコーに関する新規エビデンスを構築すること，③国内でのリウマチ診療における関節エコー検査の普及および技術の向上を図り，リウマチ診療の質を向上させること，の3点とした．昨年（2010年）5月23日に，各支部の関節エコー実施中核施設担当者（41施設の77名）による全体会議を開催し，関節エコー撮像ガイドラインの概略を議論した．そこでの決定に基づき，出版社と打ち合わせを行い，このたびガイドライン発刊の運びとなった．

　前述したように，本ガイドラインの刊行は，日本リウマチ学会関節リウマチ超音波標準化委員会のミッションの一環であり，本書を活用されてRAに関する日本発の多くの新規エビデンスが出てくることを期待するとともに，関節エコーが我が国のリウマチ診療の現場で，「何時でも，何処でも，ごく当たり前に」使われる日がくることを熱望している．

　本書は日本リウマチ学会としては初めての「関節エコーのガイドライン」である．十分に論議を尽くしたつもりであるが，本書はまだ「初版」でもあり，改善すべき点が多々あることが想像される．読者諸氏の忌憚のないご意見をいただき，本書のさらなる改訂作業が進めば，委員長としては望外の幸せである．

2011年2月

日本リウマチ学会 関節リウマチ超音波標準化委員会
委員長　小池隆夫

執筆者一覧

●編集
一般社団法人日本リウマチ学会

●編著
一般社団法人日本リウマチ学会関節リウマチ超音波標準化小委員会

・委員長
川上 純　　　長崎大学大学院医歯薬学総合研究科 先進予防医学共同専攻 リウマチ・膠原病内科学分野

・副委員長
中川 夏子　　　兵庫県立加古川医療センター リウマチ膠原病センター

・委員（五十音順）
阿部 麻美　　　新潟県立リウマチセンター リウマチ科
綾野 雅宏　　　九州大学病院 免疫・膠原病・感染症内科
池田 啓　　　　獨協医科大学 リウマチ・膠原病内科/リウマチセンター
小笠原 倫大　　順天堂大学医学部附属順天堂医院 膠原病・リウマチ内科
岡野 匡志　　　大阪公立大学大学院医学研究科 高齢者運動器変性疾患制御講座
小倉 剛久　　　東邦大学医療センター大橋病院 膠原病リウマチ科
川尻 真也　　　長崎大学生命医科学域医療人材連携教育センター/長崎大学病院 リウマチ・膠原病内科
中原 龍一　　　岡山大学大学院医歯薬学総合研究科 運動器地域健康推進講座
原 良太　　　　奈良県立医科大学 整形外科教室
舟橋 康治　　　刈谷豊田総合病院 リウマチ科
堀江 達則　　　北海道大学病院 医療技術部 放射線部門/超音波センター
吉見 竜介　　　横浜市立大学医学部 血液・免疫・感染症内科学
和田 誠　　　　京都第一赤十字病院 リウマチ内科

・執筆協力者（五十音順）
今泉 ちひろ　　東邦大学医療センター大橋病院 膠原病リウマチ科
長岡 優　　　　東邦大学医学メディアセンター
村上 千晶　　　東邦大学医学メディアセンター

●利益相反（COI）について
関節リウマチ超音波標準化小委員会および執筆協力者のCOIは，日本リウマチ学会のCOI規則，指針および細則に基づき，COIマネジメント委員会で審査し適正に管理されている．

日本リウマチ学会

リウマチ診療のための

関節エコー撮像の手引き 改訂版

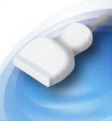

[編集] 一般社団法人日本リウマチ学会
[編著] 一般社団法人日本リウマチ学会関節リウマチ超音波標準化小委員会

CONTENTS

改訂版刊行にあたって ——— 3
改訂版の序 ——— 5
初版刊行にあたって ——— 7
初版の序 ——— 9

第Ⅰ部 関節リウマチ診療における超音波検査

1. 超音波検査の意義 ——— 16
1　はじめに ——— 16
2　超音波検査の有用性 ——— 16
3　おわりに ——— 17

2. 超音波検査の知識と実際の撮像 ——— 18
1　基本環境 ——— 18
2　機器設定 ——— 18
3　実際の撮像における注意点 ——— 20

3. 超音波検査の異常所見とスコアリング ——— 22
1　超音波検査所見の異常所見 ——— 22
2　スコアリング ——— 25

第Ⅱ部　超音波検査で観察が推奨される部位

1. 手指 —————————————————————— 30

1	中手指節関節（MCP 関節，背側 / 縦断）	33
2	中手指節関節（MCP 関節，掌側 / 縦断）	34
3	近位指節間関節（PIP 関節，背側 / 縦断）	35
4	近位指節間関節（PIP 関節，掌側 / 縦断）	36
5	遠位指節間関節（DIP 関節，背側 / 縦断）	37
6-1	伸筋腱（背側 / 縦断）	38
6-2	伸筋腱（背側 / 横断）	39
7-1	屈筋腱（掌側 / 縦断）	40
7-2	屈筋腱（掌側 / 横断）	42

2. 手関節 —————————————————————— 43

1	手関節（背側，橈側寄り / 縦断）	47
2	手関節（背側，正中 / 縦断）	49
3	手関節（背側，尺側寄り / 縦断）	50
4	手関節（遠位橈尺関節，背側 / 横断）	52
5	第 1 手根中手関節（掌側 / 縦断）	53
6	手関節伸筋腱（第Ⅰ腱区画 / 横断）	54
7	手関節伸筋腱（第Ⅱ腱区画 / 横断）	55
8	手関節伸筋腱（第Ⅲ～Ⅴ腱区画 / 横断）	56
9-1	手関節伸筋腱（第Ⅵ腱区画 [尺側手根伸筋腱] / 横断）	57
9-2	手関節伸筋腱（第Ⅵ腱区画 [尺側手根伸筋腱] / 縦断）	58
10	屈筋腱群（横断）	59
11-1	正中神経（横断）	60
11-2	正中神経（縦断）	61

3. 肘関節 —————————————————————— 62

1	肘関節（屈側，橈側寄り / 縦断）	65
2	肘関節（屈側，尺側寄り / 縦断）	66
3-1	肘関節（伸側 / 縦断）	67
3-2	肘関節（伸側 / 横断）	68
4	共通伸筋腱付着部（外側 / 縦断）	70
5	共通屈筋腱付着部（内側 / 縦断）	71
6	上腕三頭筋腱付着部（伸側 / 縦断）	72

CONTENTS

4. 肩関節 — 73

- 1-1 上腕二頭筋長頭の腱（横断）— 76
- 1-2 上腕二頭筋長頭の腱（縦断）— 77
- 2 三角筋下滑液包（横断）— 79
- 3 肩峰下滑液包（横断）— 80
- 4 肩甲下筋腱（縦断）— 81
- 5 棘上筋腱（縦断）— 82
- 6 肩甲上腕関節（縦断）— 83
- 7 肩鎖関節（縦断）— 84
- 8 胸鎖関節（縦断）— 85

5. 股関節 — 86

- 1 股関節（前面 / 縦断）— 89
- 2-1 転子滑液包（側面 / 横断）— 90
- 2-2 転子滑液包（側面 / 縦断）— 91

6. 膝関節 — 92

- 1-1 膝関節（膝蓋上嚢，縦断）— 94
- 1-2 膝関節（膝蓋上嚢，横断）— 96
- 2 膝関節（内側 / 縦断）— 97
- 3 膝関節（外側 / 縦断）— 98
- 4 大腿四頭筋腱付着部（伸側 / 縦断）— 99
- 5 膝蓋靭帯近位付着部（伸側 / 縦断）— 100
- 6 膝蓋靭帯遠位付着部（伸側 / 縦断）— 101
- 7 膝窩嚢胞（Baker 嚢胞，屈側 / 横断）— 102
- 8 大腿骨顆部硝子軟骨（伸側 / 横断）— 103

7. 足関節 / 足趾 — 104

- 1 足関節（前面 / 縦断）— 107
- 2 伸筋腱群（前面 / 横断）— 109
- 3 内側屈筋腱群（後脛骨筋腱，内側 / 横断）— 110
- 4-1 長短腓骨筋腱（外側 / 横断）— 112
- 4-2 長短腓骨筋腱（外側 / 縦断）— 113
- 5 アキレス腱踵骨付着部（縦断）— 114
- 6 足底腱膜踵骨付着部（縦断）— 115
- 7 中足趾節間関節（MTP 関節，背側 / 縦断）— 116

索　引 — 118

本書の使用にあたって

1）本書の構成

第Ⅰ部「関節リウマチ診療における超音波検査」

機器設定の方法や所見の定義など，各部位の撮像を行う前に知っておくべき基礎知識を解説しています．

第Ⅱ部「超音波検査で観察が推奨される部位」

まずはじめに各部位の解剖や撮像時の肢位について概説した後に，正常像と病的画像を用いて撮像の方法と読影のポイントを具体的に解説しています．

2）第Ⅱ部の紙面構成

正常像

① 関節エコー画像

左側はBモードの正常画像，右側はそのシェーマです．なお，シェーマでは下記のように色分けをしています．

青色:骨		緑色:筋肉	
黄緑:腱		黄色:神経	
薄い黄色の膜:滑膜肥厚・滑液貯留			
◻︎◻︎◻︎◻︎◻︎◻︎◻︎◻︎ 白の破線:靱帯			

② プローブをあてる位置

プローブをあてる位置を，実際の写真とイラストで示しています．
なお，イラスト中の●の方向が関節エコー画像の右側になっています．

③ 正常像の解説

撮像の方法や正常像の所見を解説しています．

病的画像

④，⑤ 関節エコー画像

④はBモード，⑤はパワードプラの画像です．
シェーマの色分けは正常画像と同様です．

⑥ 病的画像の解説

病的画像の所見を解説しています．

memo

⑦ メモ欄

撮像にあたっての注意点やコツを解説しています．

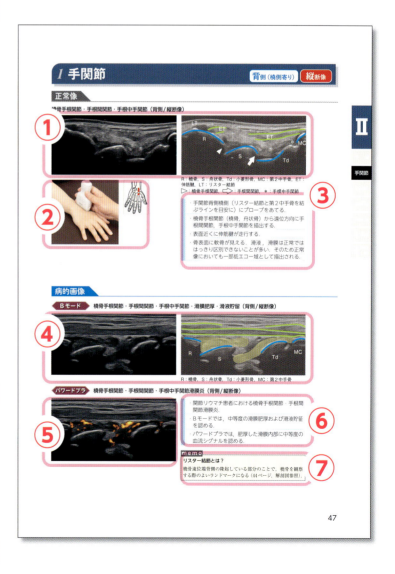

第I部

関節リウマチ診療における
超音波検査

1　超音波検査の意義

2　超音波検査の知識と実際の撮像

3　超音波検査の異常所見とスコアリング

I 関節リウマチ診療における超音波検査

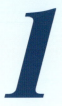

1 超音波検査の意義

1 はじめに

　2011年に日本リウマチ学会から本書の初版である『リウマチ診療のための関節エコー撮像法ガイドライン』が発刊されてから十数年が経過した．その間に，超音波機器はコンピューターの処理能力の向上による画像解像度の向上と高感度なドプラモダリティを採用した高周波トランスデューサーの開発によって，以前の機器では評価しにくかった付着部や腱の構造などがより明瞭に描出できるようになった．その結果，関節破壊や滑膜炎に加えて，付着部の病的状態の検出感度が向上した．また，日本リウマチ学会において，関節超音波手技の講習会の開催数の増加，登録ソノグラファー制度の開始などが行われた結果，関節超音波検査が関節リウマチ（rheumatoid arthritis：RA）の一般的な診療ツールの一つになってきている．

2 超音波検査の有用性

● 関節リウマチの早期診断

　現在，多くの臨床医がRAの診断の際に「2010年 ACR/EULAR 関節リウマチ分類基準」[1]を参考にしているが，診察のみより滑膜炎の検出感度が高く，X線よりも骨びらんの検出感度が高い関節超音波検査を組み合わせることにより診断精度が向上することが示されている[2]．

● 鑑別診断

　画像解像度およびドプラ感度の向上により関節滑膜炎や骨びらんだけでなく，腱炎，腱鞘滑膜炎，軟骨病変，および付着部病変の評価が可能となり，その結果，RAの診断時に脊椎関節炎や結晶誘発関節症，そして線維筋痛症などとの鑑別診断の際に有用な情報がより多く得られるようになった．また，早期RAの診断時に問題となる関節症状をきたす他の膠原病疾患の超音波検査所見も明らかになりつつあり，診断時の有用なツールとして今後ますます重要となることが予想される[2,3]．

● 触診より正確な疾患活動性評価

　触診を中心としたDAS，SDAI，CDAIなどの総合疾患活動性評価を用いたRAの疾患活動性評価において，評価する関節部位や関節炎の程度，患者の体格や合併する疾患による関節痛の影響などによって，実際の活動性との乖離がみられることが多い．このような場合に超音波検査による画像評価を組み合わせることでより正確な疾患活動性評価が可能となり，これに基づいた治療方針決定を行うことで過少治療または過剰治療を防ぐことにより適切なタイトコントロールが可能となる[2]．

● リウマチ性疾患の診療技術の向上

　関節評価に超音波検査を用いることは，評価者の解剖学的知識や触診技術の習得に寄与し，評価者の診療技術の向上につながることが報告されている[4〜6]．

● 患者—医師間の情報共有のツール

　患者は病状説明において数字や文字をベースとした資料を提示されるより，絵やグラフなどを用いて説明される方がより理解が深まることが報告されている[7,8]．すなわちRA診療のなかで超音波検査を用いて評価しながらその視覚的情報を患者と共有することにより，病態に対する共通の認識をもつことが可能になりShared Decision Making（SDM）に寄与することが期待される．

● 穿刺および注射における超音波の有用性

　超音波検査の大きな利点の一つに穿刺への応用があげられる．超音波ガイド下での穿刺は，関節および軟

部組織のなかで穿刺の目的とする病変を画像で確認するとともに穿刺針の位置・動きを可視化し観察しながら穿刺を行うことができ，触診のみで穿刺する方法と比較して，正確かつ合併症が少ないことが複数の関節において報告されている．また，X線による透視下の穿刺やCTガイド下穿刺と比較して被爆のリスクがなく，低コストでベッドサイドで実施できることも有用な点といえる[9]．

3 おわりに

RA診療における超音波検査は，上述したさまざまな面で有用な検査であるが，まだ不足しているエビデンスが多くあり，今後のさらなる知見の集積が必要と考えられる．

参考文献

1) Aletaha D, et al：2010 rheumatoid arthritis classification criteria: an American College of Rheumatology/European League Against Rheumatism collaborative initiative. Ann Rheum Dis, 69：1580-1588, 2010（PMID：20699241）

2) Rezaei H, et al：Diagnostic utility of musculoskeletal ultrasound in patients with suspected arthritis--a probabilistic approach. Arthritis Res Ther, 16：448, 2014（PMID：25270355）

3) Nakagomi D, et al：Ultrasound can improve the accuracy of the 2010 American College of Rheumatology/European League against rheumatism classification criteria for rheumatoid arthritis to predict the requirement for methotrexate treatment. Arthritis Rheum, 65：890-898, 2013（PMID：23334942）

4) Ruiz-Curiel A, et al：Musculoskeletal ultrasound: an effective tool to help medical students improve joint inflammation detection? Med Ultrason, 18：294-298, 2016（PMID：27622404）

5) Wright SA & Bell AL：Enhancement of undergraduate rheumatology teaching through the use of musculoskeletal ultrasound. Rheumatology (Oxford), 47：1564-1566, 2008（PMID：18703529）

6) Ogasawara M, et al：Autofeedback from ultrasound images provides rapid improvement in palpation skills for identifying joint swelling in rheumatoid arthritis. J Rheumatol, 39：1207-1214, 2012（PMID：22589253）

7) Joplin S, et al：Medication adherence in patients with rheumatoid arthritis: the effect of patient education, health literacy, and musculoskeletal ultrasound. Biomed Res Int, 2015：150658, 2015（PMID：26060812）

8) Matsuki-Muramoto Y, et al：Picture superiority effect as one of the potential advantages of musculoskeletal ultrasound complementation for verbal explanation. Mod Rheumatol, 30：748-751, 2020（PMID：31314620）

9) Kane D & Koski J：Musculoskeletal interventional procedures: With or without imaging guidance? Best Pract Res Clin Rheumatol, 30：736-750, 2016（PMID：27931965）

I 関節リウマチ診療における超音波検査

2 超音波検査の知識と実際の撮像

1 基本環境

　撮像する場所は明るさを調整できる（調光器）部屋が望ましい．ディスプレイに反射が映りこまないように照明器具用のカバーや間接照明の使用も有効である．また自然光の対策としてカーテンやブラインド，パーティション等を使用する．

　さらに被検査者にとって快適な室温を保てるよう空調を最適に調節でき，十分な換気が可能な環境が望ましい．検査時の理想的な被験者の姿勢，肢位については第Ⅱ部で各部位ごとに後述するが，当該部位の十分な関節可動が可能なスペースの確保，姿勢の保持が可能な枕や検査台などの補助具があるとよい．

　観察に用いるゼリーはハードタイプで，十分量用いることが奨められる．観察時にゼリーが垂れずに保持できることが重要であり，気泡の少ない状態のものを使用する（図1）．

A) 気泡あり

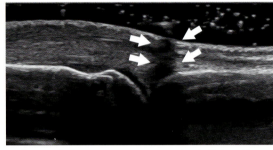

ゼリーの気泡によりアーチファクト（⇨）がある

B) 気泡なし

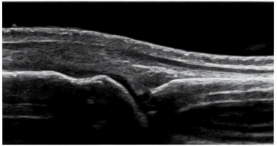

ゼリーの気泡がなく鮮明な画像である

図1 ● ゼリー内の気泡による画像への影響

2 機器設定

● プローブ（探触子）の選択

　7.5～18 MHz程度の高周波リニア型プローブを使用する．手指のような浅い部位では20 MHz以上のリニア型プローブがあれば，より詳細な観察が可能である．また股関節のように深い部位では体格によって6 MHz程度のコンベックスプローブを使用する．

● Bモード法（グレースケール）

　超音波装置の各々の表在臓器モードもしくは関節専用モードを使用し，骨表面ならびに軟骨，軟部組織が鮮明に描出できるよう装置の特性を踏まえ条件設定をする．具体的には腱や筋，神経の構造が明瞭であり，滑膜肥厚と滑液貯留が容易に判別できるような設定が必要である．

▶ゲイン
　画像全体の明るさを調整する．

▶ダイナミックレンジ
　高く設定すれば階調豊かな軟らかい画像となり，低くすれば硬くなる．

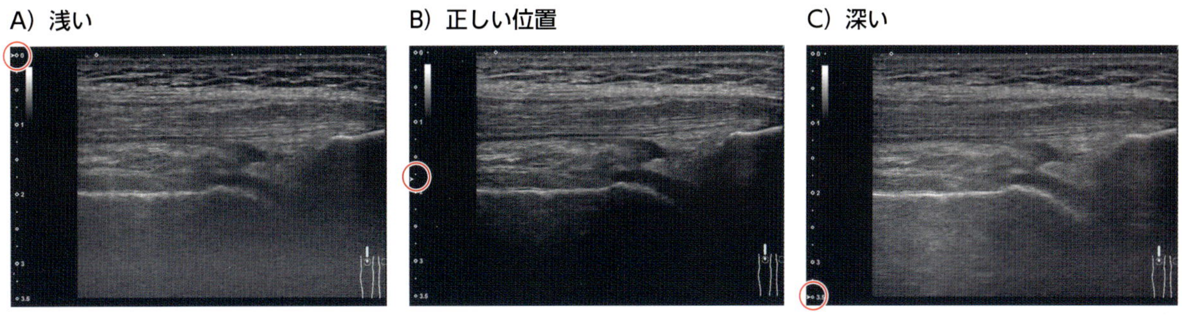

A) 浅い　　　　　　　　　　B) 正しい位置　　　　　　　　C) 深い

膝蓋上嚢の境界や骨表面のシャープさ，腱の性状，画像のコントラストのバランスはB)が最も優れている

図2●フォーカス位置（○）による違い

▶フォーカス

　フォーカスポイントで最も超音波のビームが収束するため，観察対象となる部位の最大空間分解能が得られるよう（ピントの合った画像），常に関心領域の深度に合わせる（図2）．フォーカスポイントよりも深部では急激にビームが広がるため，対象部位の中心もしくはやや深い位置にフォーカスポイントを設定するとよい（図2B）．近年ではフルフォーカス（フォーカスレス）の機能が搭載された装置も増えてきている．

● ドプラ法

　ドプラ法は，Bモード法により同定される構造物の異常血流を捉えることを目的とする．血流シグナルは体位や室温，被験者の体動や検者の手ぶれなどさまざまな影響を受けやすいため，適正な調節に加え常に同じ条件での観察を行わないと結果に対する再現性は期待できない．ROI（region of interest）の画面左右方向の幅はフレームレートに影響するため，不要な領域まで広げすぎないようにする．

▶速度レンジ（PRF：pulse repetition frequency）

　低速血流の検出を行うためできるだけ低く設定する必要がある．しかし，低すぎると被検者の拍動や動き，術者のプローブ移動などによるノイズ（クラッタノイズ）が目立つようにより，フレームレートも低下する．

▶ゲイン

　ノイズが出るまでゲインを上げた後，徐々に絞ってノイズが見えなくなる最大のところで観察をする．

▶ダイナミックレンジ

　Bモード画像と同様に高く設定すれば階調豊かで軟らかく，低い設定では明るくはっきりした硬い印象の画像になる．

▶フォーカス

　関心領域の下端の位置にフォーカスポイントを設定するとよいが，Bモードと独立して設定ができない装置であればその限りではない．

▶注意点

　装置の設定，機種の違い，プローブの劣化による影響を受けるため注意が必要であり，設定を行う際には新品のプローブを使用し，既存のものに劣化がないかを確認することが必須である．

　さまざまなパラメーターを検査中に調整することは，時間の延長と術者間のばらつきを引き起こす原因となるため，検査中の調整は最小限にとどめる．

　使用する装置各々に特色があるためダイナミックレンジおよび流速レンジと密接な関係にあるフィルタの調整はそれぞれの装置の特性を加味し調整する．

3 実際の撮像における注意点

● 画像のオリエンテーション

　画像表示の際，縦断像では近位側が画面の左，遠位側が画面の右となるようプローブをあてる（表1，図3A）．横断像は，本書では検者から見て右側が画面の右，左側が画面の左（撮像面を被検者の足側から見たビュー）となるよう提示する（図3B）．

表1 ● 日本超音波医学会推奨の画像表示方法

	縦断像	横断像
画面左側	近位，頭側	前方走査：右肢外側，左肢内側 後方走査：右肢内側，左肢外側
画面右側	遠位，尾側	前方走査：右肢内側，左肢外側 後方走査：右肢外側，左肢内側

文献1を参考に作成

A）縦断像

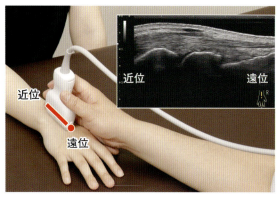

B）横断像

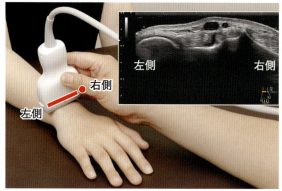

図3 ● 撮像例（手関節，右手）

● プローブの劣化について

　プローブ劣化の程度は日常検査のなかでは気づかないことが多いが，小関節の観察をしているとBモード像が暗く描出され（図4A），ゲインを大きく上げることでようやく改善した状態がみられるようになる（ゲインの値が徐々に上がってくる）と同時に血流シグナルの検出程度が大幅に低下してくる．ただし，この状態の場合，頚動脈や下肢動脈などの中血管および小血管などに使用するカラードプラ法には影響がみられない場合がほとんどであるので注意を要する．もちろん，カラーノイズが頻繁に出現したら使用不可であり交換が必要となる．

▶プローブの点検

　使用頻度にもよるが，メーカー推奨の耐用年数は3〜4年のものが多い．プローブ購入時にファントムを用いた画像を記録（図4B）し，その時と同条件（プリセットやゲイン）かつ同一ファントムを用いて，年単位で経時的変化を評価すると良い．

3 cmより深部のマーカー（白い点）が見えていない
図4 ● 同一条件で撮像されたファントム画像

● 検査時のコツ

▶観察部位の高さ
精度に大きく影響するため，観察する部位を検者の最も負担のかからない高さに調節する．

▶検者の体勢
観察するときは検者の肘などを検査台に固定し，プローブを持っている手の小指や手首を患者の体に軽く固定しながら観察すると検者の負担軽減と安定感が増す．ただし，患者の疼痛，腫脹関節に負担がかからないよう注意する．

観察部位が体表に近い部位では，圧迫しないようにゼリーの上に軽くプローブをのせるイメージで走査する．また血流の評価は10分程度の安静後に行うことが望ましい（特に冬季）．

▶血流評価のコツ
血流の評価は血流シグナルが最も多く検出される静止画像で行う．

参考文献
1) 日本超音波医学会：ドプラ心エコー図および超音波断層像（運動器官）の表示方法について．会告 Vol. 20-4，1992

I 関節リウマチ診療における超音波検査

3 超音波検査の異常所見とスコアリング

1 超音波検査所見の異常所見

　超音波検査では，関節の多彩な病変を検出することが可能である．OMERACT (Outcome Measures in Rheumatology) では滑膜肥厚，滑液貯留，骨びらん，滑膜炎，腱鞘滑膜炎，および付着部炎の超音波検査所見を定義した[1,2]．日本リウマチ学会関節超音波標準化小委員会では上記に準じて，関節リウマチなど炎症性関節疾患でみられる超音波検査の異常所見を以下のようにまとめた．

● **滑膜肥厚**（図1）
　関節包内あるいは腱鞘，滑液包内にグレースケールで異常な低エコー像を呈する．等あるいは高エコー像を呈することもあり，慢性病変では早期病変と比較してエコー輝度が高くなる．移動性がなく，圧縮性に乏しい．

● **滑液貯留**（図1）
　関節包内あるいは腱鞘，滑液包内にグレースケールで異常な無エコー像を呈する．移動性，かつ圧縮性があり，血流シグナルは認めない．

● **骨びらん**（図2）
　直交する2断面で関節内の骨表の不連続点として観察される．

● **滑膜炎**（図1）
　関節包内の滑液貯留の有無や血流シグナルの程度にかかわらず，低エコーの滑膜肥厚を認める．炎症の程度が強い場合は，血流シグナルを認めることがある．

A) グレースケール画像

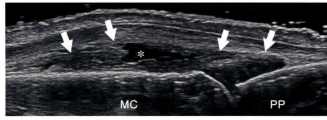

MCP関節背側に低〜等エコーの高度の滑膜肥厚を認める（⇨）．内部に滑液貯留（＊）を認める

MC：中手骨，PP：基節骨

B) パワードプラ画像

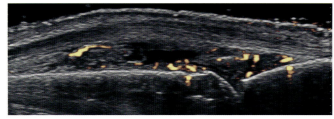

肥厚した滑膜内に中等度の血流シグナルを認める．

図1 ● 関節滑膜炎

縦断像 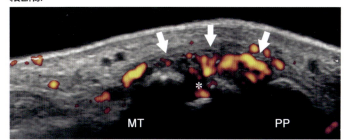 横断像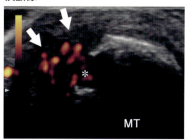

MT：中足骨，PP：基節骨

図2 ● 骨びらん
第5趾MTP関節背側（やや外側）に滑膜炎（▷）を伴う骨びらん（＊）を認める．骨びらんは縦断と横断で確認できる

A）グレースケール画像

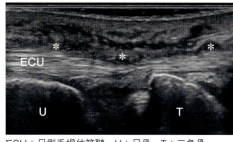

尺側手根伸筋腱周囲に低〜等エコーの腱鞘滑膜肥厚を認める（＊）

ECU：尺側手根伸筋腱，U：尺骨，T：三角骨

B）パワードプラ画像

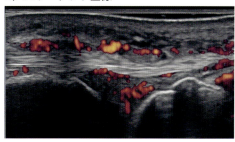

肥厚した腱鞘滑膜内に血流シグナルを認める

図3 ● 尺側手根伸筋腱の腱鞘滑膜炎

● 腱鞘滑膜炎（図3）

　腱鞘内に無エコーの滑液貯留あるいは低エコーの滑膜肥厚が観察される．炎症の程度が強い場合は血流シグナルを認めることがある．血流シグナルは，栄養血管を除き，肥厚した腱鞘滑膜に直交する2断面で確認する．

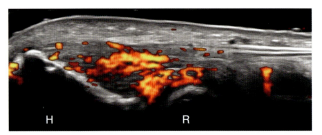

H：上腕骨，R：橈骨

図4 ● 付着部炎
上腕骨外側上顆炎．上腕骨外側上顆に付着する共通伸筋腱の肥厚と内部の血流シグナルを認める

表1 ● 付着部炎病変の定義

超音波モード	所見	定義
Bモード	骨表不整	付着部骨棘や骨びらんを除く骨構造の変化
Bモード	石灰化	付着部（皮質骨から2 mm未満）の高エコー物．Acoustic shadowの有無は問わない
Bモード	付着部骨棘	付着部の骨端から延びる骨隆起（直交する2断面で確認）
Bモード	骨びらん	付着部における骨皮質の欠損（直交する2断面で確認）
Bモード	付着部の低エコー	付着部（皮質骨から2 mm未満）にみられる均一なFibrillar patternの欠如（アニソトロピー補正後）
Bモード	付着部肥厚	付着部（皮質骨から2 mm未満）の腱実質と比較した肥厚．腱辺縁の不明瞭は問わない．
ドプラモード	付着部のドプラシグナル	付着部（皮質骨から2 mm未満）にみられるドプラシグナル．反射面アーチファクト，栄養血管と分別する．骨表不整や骨びらん，付着部骨棘の有無は問わない
ドプラモード	付着部外のドプラシグナル	付着部より遠位（皮質骨から2 mm以上離れた腱実質内）の栄養血管とは明らかに異なるドプラシグナル
Bモード/ドプラモード	滑液包炎	内部に無エコーあるいは低エコー領域を伴う滑液包の拡張．ドプラシグナルの有無は問わない

文献3より引用

● **付着部炎**（図4，表1）

　　骨への付着部で，正常な線維性構造（fibrillar pattern）が損なわれた腱・靭帯の異常な低エコーあるいは肥厚が，直交する2断面で確認される．炎症の程度が強い場合は血流シグナルを伴うことがある．付着部の腱・靭帯の内部に石灰化を示す高エコー物を認めることがある．また，付着部に骨棘，骨びらん，骨表不整などの骨変化がみられることがある．付着部にできた骨棘は付着部骨棘（enthesophyte）と呼ばれる．OMERACT定義では骨表から2 mm未満の病変の評価を重要視している[3]．

表2●関節滑膜炎のスコアリング

A）グレーディング

グレースケール：滑膜肥厚

グレード0	滑膜肥厚なし
グレード1	2つの骨表面を結ぶ直線を超えない，軽度の低エコー滑膜肥厚
グレード2	2つの骨表面を結ぶ直線を越えるが，上面は凹状あるいは平坦な中等度の低エコー滑膜肥厚
グレード3	2つの骨表面を結ぶ直線を越え，上面は凸状の重度の低エコー滑膜肥厚

パワードプラ：血流シグナル

グレード0	ドプラシグナルなし
グレード1	3つ以下の点状シグナル，または1つの癒合したシグナルと2つ以下の点状シグナル，または2つ以下の癒合したシグナル
グレード2	ドプラシグナルの範囲が滑膜肥厚領域の半分未満（＜50％）
グレード3	ドプラシグナルの範囲が滑膜肥厚領域の半分以上（≧50％）

B）複合スコア

グレード0	滑膜炎なし	滑膜肥厚およびドプラシグナルなし
グレード1	軽度の滑膜炎	グレード1の滑膜肥厚およびグレード1以下のドプラシグナル
グレード2	中等度の滑膜炎	グレード2の滑膜肥厚およびグレード2以下のドプラシグナル，またはグレード1の滑膜肥厚とグレード2のドプラシグナル
グレード3	重度の滑膜炎	グレード3の滑膜肥厚およびグレード3以下のドプラシグナル，またはグレード1か2の滑膜肥厚およびグレード3のドプラシグナル

文献5より引用

2 スコアリング

　関節滑膜炎の客観的な指標として，グレースケールとパワードプラを各々グレード0～3の半定量法によって評価するスコアリング法が一般的である．これまで手指を中心とした小関節のスコアリング法が複数提案されているが，本書の初版では，Szkudlarekらによるスコアリング法[4]を提示した．現在は，EULAR（European League Against Rheumatism）-OMERACTが提唱するスコアリング法が臨床試験を中心に使用されることが多い（表2，図5）[5, 6]．このスコアリング法では，グレースケールとパワードプラのいずれか高い方のグレードを複合スコアとして用いる．MCP関節の評価を基準としているが，PIP関節，手関節，MTP関節，膝関節においても信頼性が確認されている．

　また，腱鞘滑膜炎のスコアリング法もOMERACTより提唱されている．関節滑膜炎と同様にグレースケールとパワードプラを各々グレード0～3の半定量法によって評価する（表3，図6）[7]．

A) グレースケールスコアとパワードプラスコア

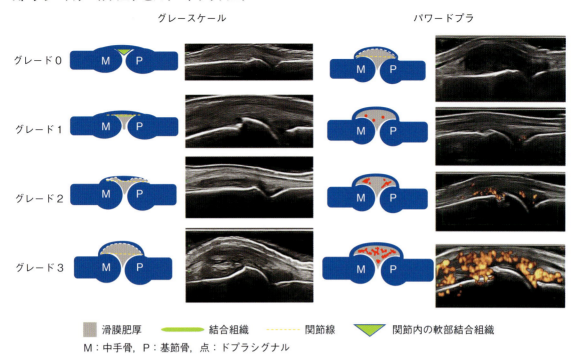

B) 複合スコア

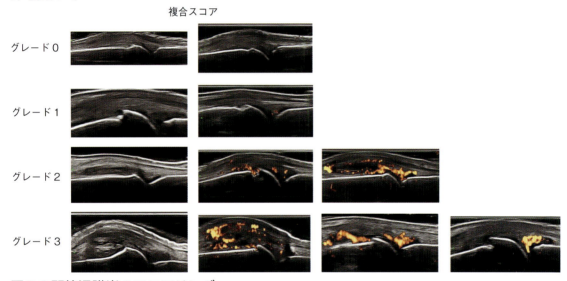

図5 ● 関節滑膜炎のスコアリング
文献6より転載

表3 腱鞘滑膜炎のスコアリング

グレースケール：滑膜肥厚		
グレード0	正常	
グレード1	軽度	
グレード2	中等度	
グレード3	重度	
パワードプラ：血流シグナル*		
グレード0	正常	ドプラシグナルなし
グレード1	軽度	限局性のドプラシグナル（拡張した腱鞘の1領域）
グレード2	中等度	多巣性のドプラシグナル（拡張した腱鞘の1領域以上）
グレード3	重度	びまん性のドプラシグナル（拡張した腱鞘の大部分を占める）

＊正常の栄養血管を除く．縦断と横断の2断面で確認できる．
文献7より引用

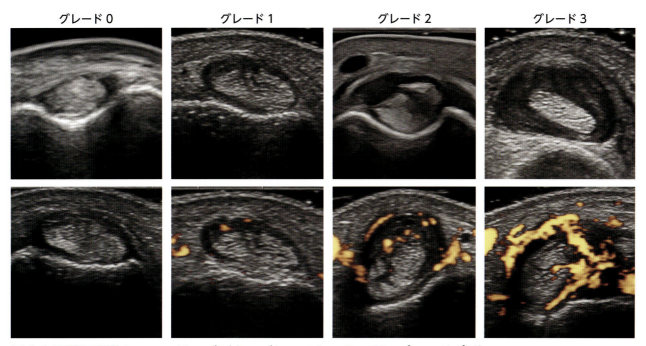

図6 腱鞘滑膜炎のスコアリング（上：グレースケール，下：パワードプラ）

参考文献

1) Wakefield RJ, et al：Musculoskeletal ultrasound including definitions for ultrasonographic pathology. J Rheumatol, 32：2485-2487, 2005（PMID：16331793）

2) Bruyn GA, et al：OMERACT Definitions for Ultrasonographic Pathologies and Elementary Lesions of Rheumatic Disorders 15 Years On. J Rheumatol, 46：1388-1393, 2019（PMID：30709946）

3) Balint PV, et al：Reliability of a consensus-based ultrasound definition and scoring for enthesitis in spondyloarthritis and psoriatic arthritis: an OMERACT US initiative. Ann Rheum Dis, 77：1730-1735, 2018（PMID：30076154）

4) Szkudlarek M, et al：Interobserver agreement in ultrasonography of the finger and toe joints in rheumatoid arthritis. Arthritis Rheum, 48：955-962, 2003（PMID：12687537）

5) Terslev L, et al：Scoring ultrasound synovitis in rheumatoid arthritis: a EULAR-OMERACT ultrasound taskforce-Part 2: reliability and application to multiple joints of a standardised consensus-based scoring system. RMD Open, 3：e000427, 2017（PMID：28948984）

6) D'Agostino MA, et al：Scoring ultrasound synovitis in rheumatoid arthritis: a EULAR-OMERACT ultrasound taskforce-Part 1: definition and development of a standardised, consensus-based scoring system. RMD Open, 3：e000428, 2017（PMID：28948983）

7) Naredo E, et al：Reliability of a consensus-based ultrasound score for tenosynovitis in rheumatoid arthritis. Ann Rheum Dis, 72：1328-1334, 2013（PMID：22984169）

第Ⅱ部

超音波検査で観察が推奨される部位

1 手指
2 手関節
3 肘関節
4 肩関節

5 股関節
6 膝関節
7 足関節/足趾

ほぼすべての関節が評価対象となり得るが，ここではリウマチ性疾患の活動性を反映しやすく，また超音波によるアクセスが比較的良い部位を推奨される観察部位とする．また，ランドマークによりオリエンテーションがつきやすく，かつ炎症性病態を検出しやすい部位を推奨撮像面とする．推奨撮像面は必ずしも所見が最も高度に認められる部位ではなく，実際の検査においては周囲の網羅的な病変検索が必須である．正常画像はすべて健常人の関節，病的画像はすべてリウマチ性疾患患者における病変を提示する．

II 超音波検査で観察が推奨される部位

1 手指

観察すべき部位

- **関節** 中手指節関節（MCP関節），近位指節間関節（PIP関節），遠位指節間関節（DIP関節）
- **腱** 手指伸筋腱，手指屈筋腱
- **その他** 靱帯性腱鞘

◆ 手指の解剖

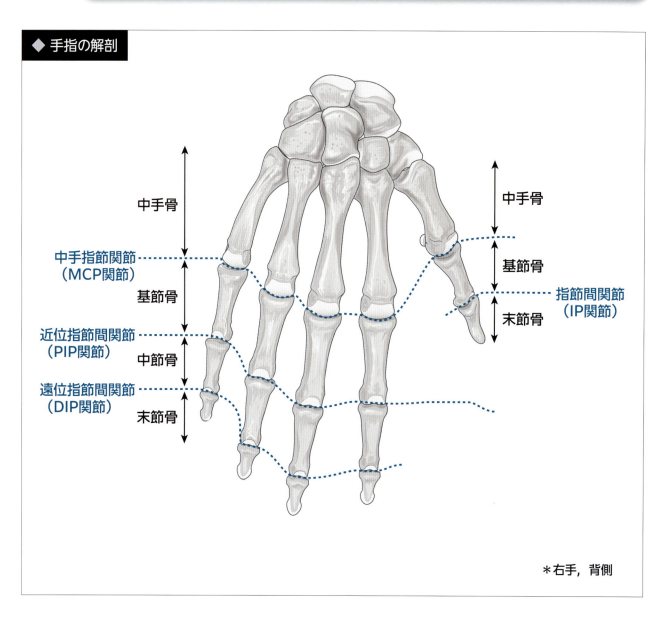

*右手，背側

◆ 手指の解剖

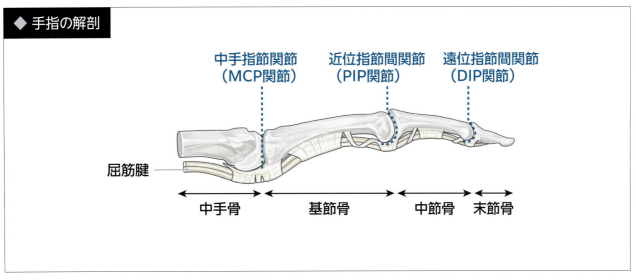

◆ 手指の解剖

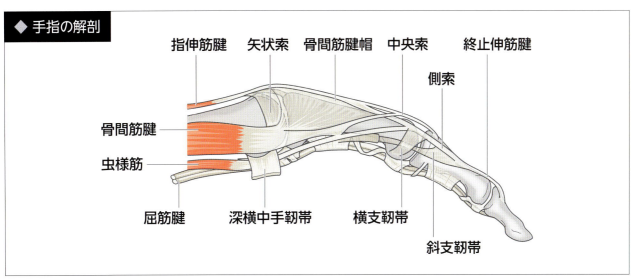

観察の手順

体位：座位または臥位

❶座位にて手を手台，小テーブル，あるいは膝の上に置いてもらい観察する．臥位の場合はベッドに仰向けになってもらい観察する．

❷前腕を回内して手背を上にし，手指を伸ばした状態で背側を観察する．次に，前腕を回外して手掌を上にし，手指を伸ばした状態で掌側を観察する．

❸各関節，腱を縦断像および横断像で観察する．

❹MCP/PIP/DIP関節の観察（特に背側からの観察）では，滑液貯留，血流シグナルはプローブの圧による影響を受けやすいため，ゼリー層を潰さないようにして観察する．

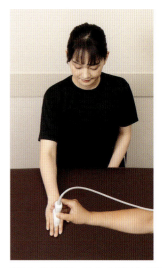 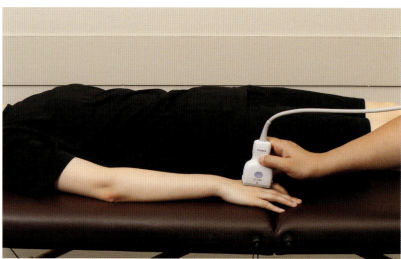

図1 ●座位での撮像と臥位での撮像

1 中手指節関節（MCP関節）

正常像

第2指MCP関節（背側/縦断像）

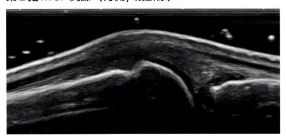

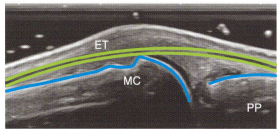

MC：中手骨，PP：基節骨，ET：伸筋腱

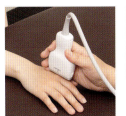

- MCP関節背側正中にプローブをあてる．
- 中手骨，基節骨を描出する．
- 表面近くに伸筋腱の走行が見えることもある．
- 中手骨表面に軟骨が見える．滑液，滑膜は正常でははっきり区別できないことが多い．

病的画像

Bモード 第3指MCP関節滑膜肥厚・滑液貯留（背側/縦断像）

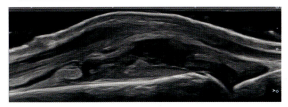

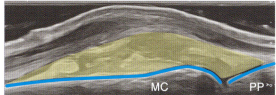

MC：中手骨，PP：基節骨

パワードプラ 第3指MCP関節滑膜炎（背側/縦断像）

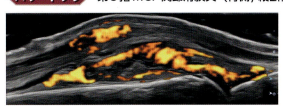

- 関節リウマチ患者におけるMCP関節滑膜炎．
- Bモードでは，高度の滑膜肥厚および滑液貯留を認める．
- パワードプラでは，肥厚した滑膜全体に高度の血流シグナルを認める．

memo
プローブは骨表に対し垂直にあたるようにし，扇状に左右に動かし可能な限り関節全体を観察する．伸筋腱の縦断面に対してやや斜めに傾けると内部の状態や血流シグナルを検出しやすくなる．
中手骨頭のやや近位部には骨に入り込む栄養血管があり，健常者でも骨孔とそれに一致した血流シグナルを認めることがあるので異常所見と混同しないようにする．

Ⅱ 1 手指

2 中手指節関節（MCP関節）

正常像

第2指MCP関節（掌側/縦断像）

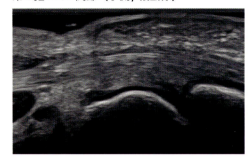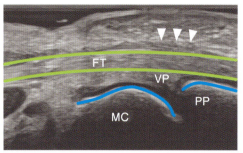

MC：中手骨，PP：基節骨，FT：屈筋腱，VP：掌側板，▷：A1 pulley

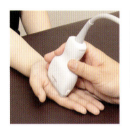

- MCP関節掌側正中にプローブをあてる．
- 中手骨，基節骨を描出する．
- 屈筋腱，掌側板，靭帯性腱鞘（pulley）が見える．
- 中手骨表面に軟骨が見える．滑液，滑膜は正常でははっきり区別できないことが多い．

病的画像

Bモード 第3指MCP関節滑膜肥厚・滑液貯留（掌側/縦断像）

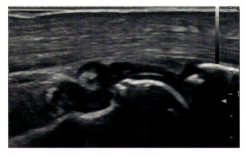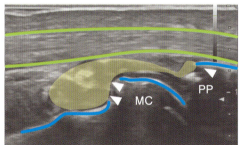

MC：中手骨，PP：基節骨

パワードプラ 第3指MCP関節滑膜炎（掌側/縦断像）

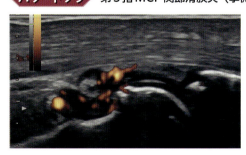

- 関節リウマチ患者におけるMCP関節滑膜炎．
- Bモードでは，高度の滑膜肥厚および滑液貯留を認める．また，骨びらんもみられる（▷）．
- パワードプラでは，滑膜内部に中等度の血流シグナルを認める．

memo
背側からのアプローチと比較して，掌側からのアプローチでは関節は深い位置にあり，関節滑膜の血流シグナルが検出されにくい．
背側観察からの流れで掌側から関節を観察する際には，フォーカスの深さの調節を忘れないように心がける．

3 近位指節間関節（PIP関節）

正常像

第3指PIP関節（背側/縦断像）

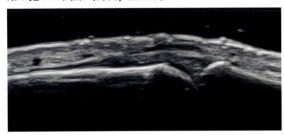

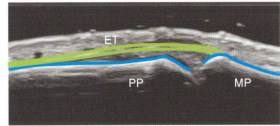

PP：基節骨，MP：中節骨，ET：伸筋腱

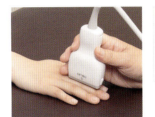
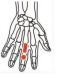

- PIP関節背側正中にプローブをあてる．
- 基節骨，中節骨を描出する．
- 表面近くに伸筋腱が走行するが，見えないことも多い．
- 小さな関節のため，滑液，滑膜，軟骨は正常では見えないことが多い．

病的画像

Bモード 第5指PIP関節滑膜肥厚・滑液貯留（背側/縦断像）

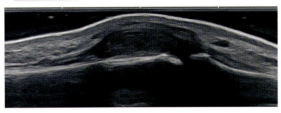

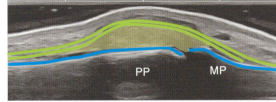

PP：基節骨，MP：中節骨

パワードプラ 第5指PIP関節滑膜炎（背側/縦断像）

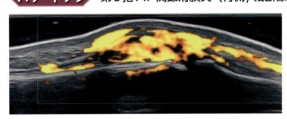

- 関節リウマチ患者におけるPIP関節滑膜炎．
- Bモードでは，高度の滑膜肥厚および滑液貯留を認める．
- パワードプラでは，肥厚した滑膜内部に高度の血流シグナルを認める．
- プローブで圧迫すると血流シグナルが見えなくなるので注意する．

memo
指が変形したり腫脹している場合は特にゼリーを多めに使用すると観察しやすくなる．

II 1 手指

4 近位指節間関節（PIP関節）

正常像

第3指PIP関節（掌側/縦断像）

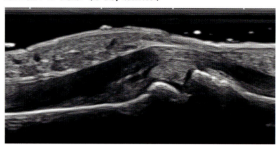

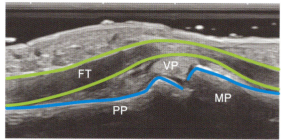

PP：基節骨，MP：中節骨，FT：屈筋腱，VP：掌側板

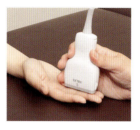

- PIP関節掌側正中にプローブをあてる．
- 基節骨，中節骨を描出する．
- 屈筋腱，掌側板が見える．
- 小さな関節のため，滑液，滑膜，軟骨は正常では見えないことが多い．

病的画像

Bモード　第5指PIP関節滑膜肥厚・滑液貯留（掌側/縦断像）

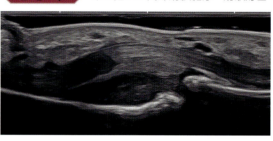

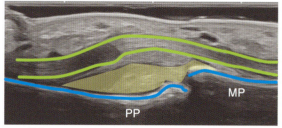

PP：基節骨，MP：中節骨

パワードプラ　第5指PIP関節滑膜炎（掌側/縦断像）

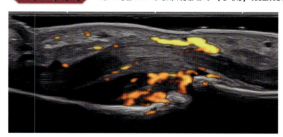

- 関節リウマチ患者におけるPIP関節滑膜炎．
- Bモードでは，高度の滑膜肥厚および滑液貯留を認める．
- パワードプラでは，肥厚した滑膜内部に高度の血流シグナルを認める．

5 遠位指節間関節（DIP関節）

正常像

第3指DIP関節（背側/縦断像）

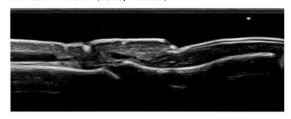 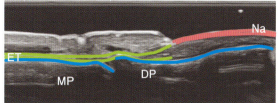

MP：中節骨，DP：末節骨，ET：終止伸筋腱，Na：爪

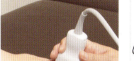

- DIP関節背側正中にプローブをあてる．
- 中節骨，末節骨を描出する．
- 終止伸筋腱が末節骨近位部に付着するとともに，爪にも付着する．
- 小さな関節のため，滑液，滑膜，軟骨は正常では見えないことが多い．
  健常者の爪は高・低・高エコーの三層構造を示す．
  健常者においても爪の下（爪床）には血流シグナルがみられる．

病的画像

Bモード 第2指DIP関節滑膜肥厚・滑液貯留（背側/縦断像）

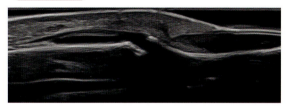 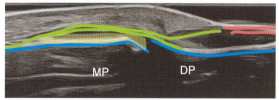

MP：中節骨，DP：末節骨

パワードプラ 第2指DIP関節滑膜炎（背側/縦断像）

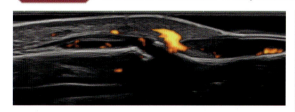

- 関節リウマチ患者におけるDIP関節滑膜炎．
- Bモードでは，高度の滑膜肥厚および滑液貯留を認める．
- パワードプラでは，肥厚した滑膜内部に中等度の血流シグナルを認める．
- プローブで圧迫すると血流シグナルが見えなくなるので注意する．

memo
関節リウマチにおいてDIP関節の関節滑膜炎は頻度が低いが起こりうる．

II 1 手指

6-1 伸筋腱

正常像

第3指伸筋腱（背側/縦断像）

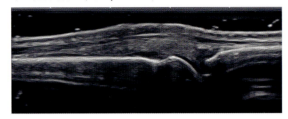
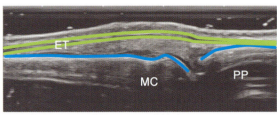

MC：中手骨，PP：基節骨，ET：伸筋腱

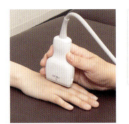
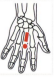

- 各指の背側正中にプローブをあてる．
- 伸筋腱を描出する．プローブを遠位から近位に動かし全体を観察する．
- 中手骨や基節骨が見える．

病的画像

Bモード　第3指伸筋腱炎（背側/縦断像，MCP関節付近）

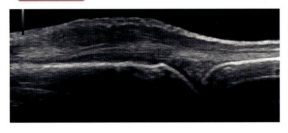
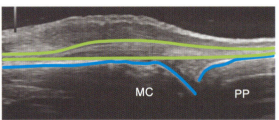

MC：中手骨，PP：基節骨

パワードプラ　第3指伸筋腱炎（背側/縦断像，MCP関節付近）

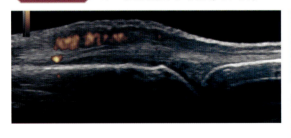

- 乾癬性関節炎患者における伸筋腱炎．
- 伸筋腱周囲の軟部組織の低エコー性の腫脹と血流シグナルを認める．
- 関節滑膜の肥厚や滑液貯留，血流シグナルはみられない．

memo
乾癬性関節炎では，MCP関節付近において中手骨側の伸筋腱周囲に炎症所見がみられることがあり，peritenon extensor tendon inflammation（PTI）パターンと呼ばれる．

6-2 伸筋腱

正常像

第2～4指伸筋腱（背側/横断像）

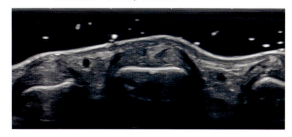

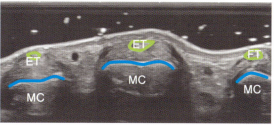

MC：中手骨，ET：伸筋腱

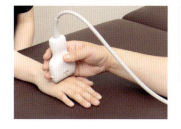
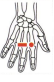

- 各指の背側にプローブをあてる．
- 伸筋腱を描出する．プローブを遠位から近位に動かし全体を観察する．
- プローブをあてる位置によって中手骨や基節骨が見える．

病的画像

Bモード　第3指伸筋腱炎（背側/横断像，MCP関節付近）

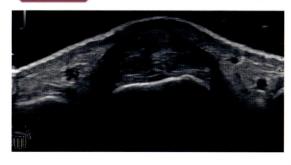
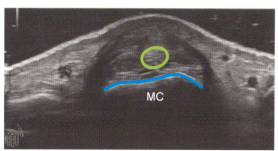

MC：中手骨

パワードプラ　第3指伸筋腱炎（背側/横断像，MCP関節付近）

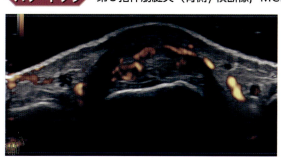

- 乾癬性関節炎患者における伸筋腱炎．
- 伸筋腱周囲の軟部組織の低エコー性の腫脹と血流シグナルを認める．

II 1 手指

7-1 屈筋腱

正常像

第3指屈筋腱（掌側/縦断像）

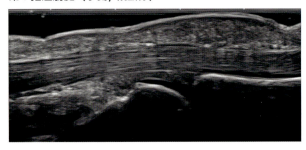 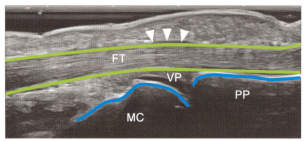

MC：中手骨，PP：基節骨，FT：屈筋腱，VP：掌側板，▷：A1 pulley

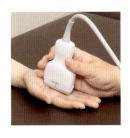 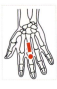

- 各指の掌側正中にプローブをあてる．
- 屈筋腱を描出する．プローブを遠位から近位に動かし全体を観察する．
- 中手骨や基節骨が見える．

病的画像

Bモード 第2指屈筋腱鞘滑膜肥厚・滑液貯留（掌側/縦断像）

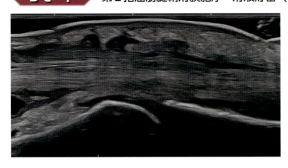 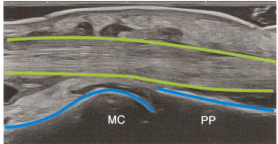

MC：中手骨，PP：基節骨

パワードプラ 第2指屈筋腱鞘滑膜炎（掌側/縦断像）

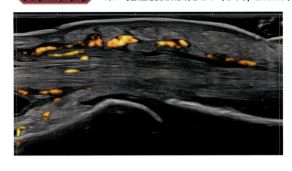

- 関節リウマチ患者における指屈筋腱鞘滑膜炎．
- Bモードでは，屈筋腱周囲の腱鞘内部に高度の滑膜肥厚および滑液貯留を認める．
- パワードプラでは，腱鞘と腱に一致して高度の血流シグナルを認める．

memo
正常腱組織は，線維束の規則正しい配列のため線状の高エコー像が層状を呈して描出される（fibrillar pattern）．またプローブからのビームが腱の走行に垂直とならないと，アニソトロピー（異方性）により内部エコーの輝度が低下して低エコーを呈するように見える．腱の病的所見と解釈しないよう，プローブの角度を調整して正しく腱が描出されているか確認が必要である．

> **memo**
>
> MCP関節付近の屈筋腱周囲にはA1 pulleyと呼ばれる靱帯性腱鞘が存在し，掌側板から起始する．靱帯性腱鞘の肥厚等による内腔の狭小化や腱の腫脹，腱鞘滑膜の増殖により屈筋腱が通過障害をきたすばね指を生じる．図2はMCP関節A1 pully直上（🟥）およびやや離れた部位（🟦）の横断面正常画像を示す．
>
>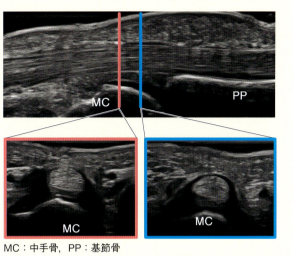
>
> MC：中手骨，PP：基節骨
>
> 図2 ● A1 pulley

II 1 手指

7-2 屈筋腱 掌側 横断像

正常像

第2〜4指屈筋腱（掌側/横断像）

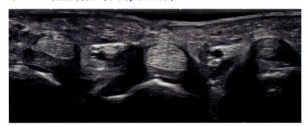
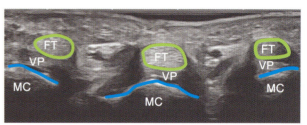

MC：中手骨，FT：屈筋腱，VP：掌側板

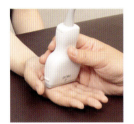

- 各指の掌側にプローブをあてる．
- 屈筋腱を描出する．プローブを遠位から近位に動かし全体を観察する．
- プローブをあてる位置によって中手骨や基節骨が見える．

病的画像

Bモード 第2指屈筋腱鞘滑膜肥厚・滑液貯留（掌側/横断像）

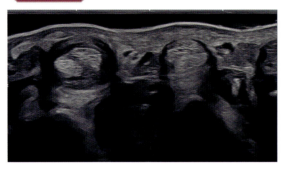
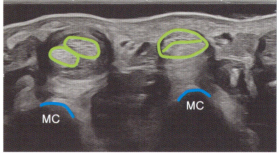

MC：中手骨

パワードプラ 第2指屈筋腱鞘滑膜炎（掌側/横断像）

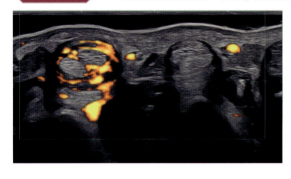

- 関節リウマチ患者における指屈筋腱鞘滑膜炎．
- Bモードでは，第2指（画面左側）の屈筋腱周囲の腱鞘内部に高度の滑膜肥厚および滑液貯留を認める．第3指（画面右側）には異常がみられない．
- パワードプラでは，第2指に滑膜肥厚，滑液貯留，あるいは浮腫性変化があることにより浅指屈筋腱と深指屈筋腱の境界は明瞭となり，両腱の間にも血流シグナルを認める．

memo
手指の横断像では，同時に複数の手指を観察することができる．他の手指を一画面内で比較参照することにより，観察対象の手指の異常がとらえやすくなる．

II 超音波検査で観察が推奨される部位

2 手関節

観察すべき部位

● **関節** 手根中手関節，手根間関節，橈骨手根関節（尺骨遠位端を含む），遠位橈尺関節

● **腱鞘** 長母指外転筋腱，短母指伸筋腱，長橈側手根伸筋腱，短橈側手根伸筋，長母指伸筋腱，固有示指伸筋腱，総指伸筋腱，固有小指伸筋腱，尺側手根伸筋腱，浅指屈筋腱，深指屈筋腱

● **その他** 正中神経，三角線維軟骨複合体

◆ 手関節の解剖（骨と関節）

*右手，背側

◆ 手関節の解剖（背側，伸筋腱）

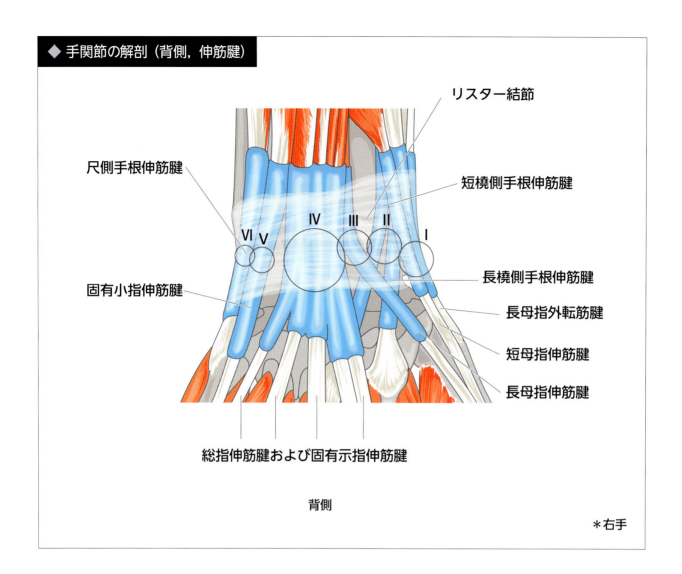

◆ 手関節の解剖（伸筋腱横断）

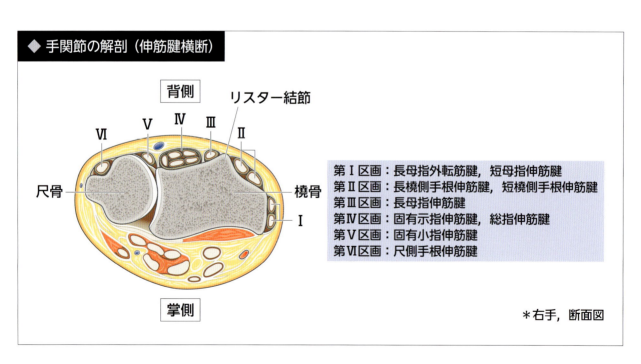

◆ 手関節の解剖（掌側，屈筋腱）

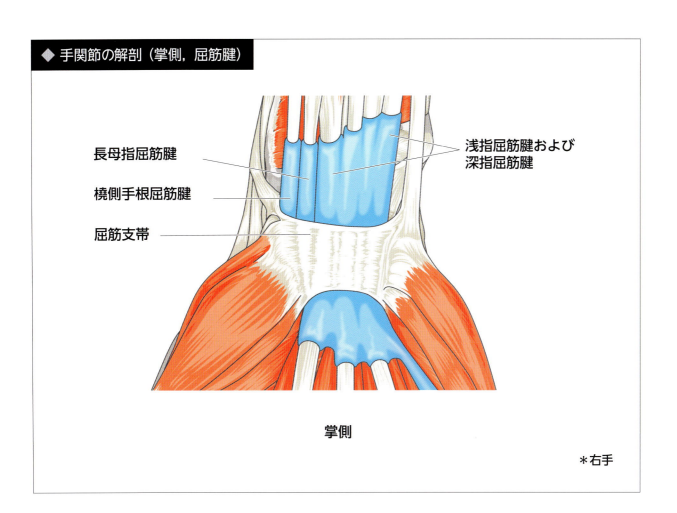

◆ 手関節の解剖（屈筋腱横断，手根管）

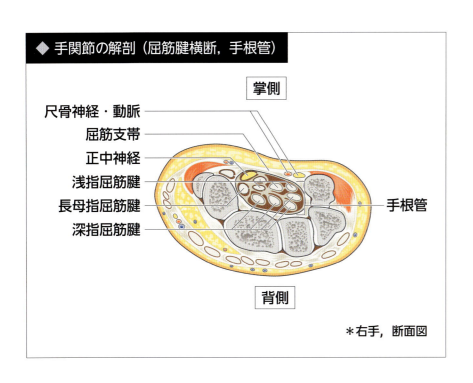

観察の手順

体位：座位または臥位

ⓐ 座位にて手を手台，小テーブル，あるいは膝の上に置いて観察する．臥位の場合はベッドに仰向けになり観察する．

ⓑ 前腕を回内して手背を上にし，手指を伸ばした状態で背側を観察する．次に，前腕を回外して手掌を上にし，手指を伸ばした状態で掌側を観察する．座位の場合は肘を曲げて手関節はニュートラルポジションにする．

ⓒ 各関節，腱鞘を縦断像および横断像で観察する．

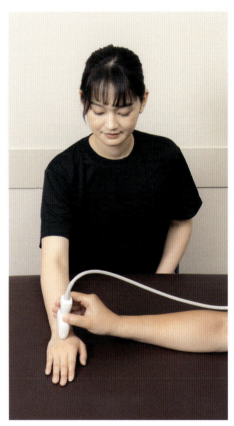

図1 ● 座位での撮像

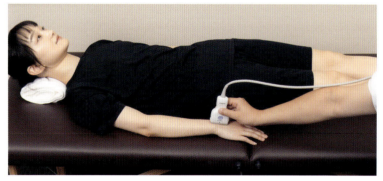

図2 ● 臥位での撮像

1 手関節

背側(橈側寄り) 縦断像

正常像

橈骨手根関節・手根間関節・手根中手関節(背側/縦断像)

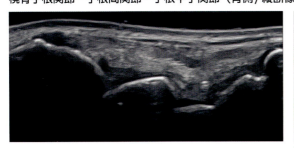

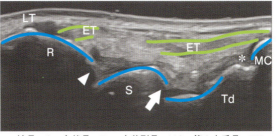

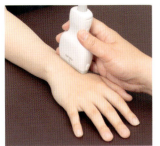

R:橈骨,S:舟状骨,Td:小菱形骨,MC:第2中手骨,ET:伸筋腱,LT:リスター結節
▷:橈骨手根関節, ⇨:手根間関節, *:手根中手関節

- 手関節背側橈側(リスター結節と第2中手骨を結ぶラインを目安に)にプローブをあてる.
- 橈骨手根関節(橈骨,舟状骨)から遠位方向に手根間関節,手根中手関節を描出する.
- 表面近くに伸筋腱が走行する.
- 骨表面に軟骨が見える.滑液,滑膜は正常でははっきり区別できないことが多い.これらにより正常像においても一部低エコー域として描出される.

病的画像

Bモード 橈骨手根関節・手根間関節・手根中手関節滑膜肥厚・滑液貯留(背側/縦断像)

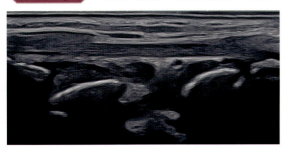

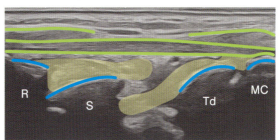

R:橈骨,S:舟状骨,Td:小菱形骨,MC:第2中手骨

パワードプラ 橈骨手根関節・手根間関節・手根中手関節滑膜炎(背側/縦断像)

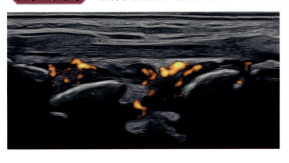

- 関節リウマチ患者における橈骨手根関節・手根間関節・手根中手関節滑膜炎.
- Bモードでは,中等度の滑膜肥厚および滑液貯留を認める.
- パワードプラでは,肥厚した滑膜内部に中等度の血流シグナルを認める.

memo
リスター結節とは?
橈骨遠位端背側の隆起している部分のことで,橈骨を観察する際のよいランドマークになる(44ページ,解剖図参照).

Ⅱ 2 手関節

memo

手関節では，正常でも橈骨動脈やその分枝の血流シグナルが関節近傍にしばしば検出される．関節内の異常血流と誤認しないよう注意する．

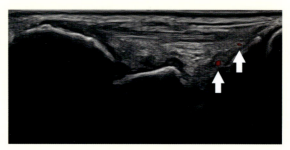

図3 ● 手関節背側橈側寄り正常像
（パワードプラ）

2 手関節 背側（正中） 縦断像

正常像

橈骨手根関節・手根間関節・手根中手関節（背側/縦断像）

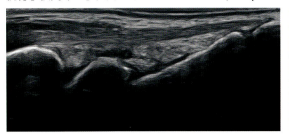
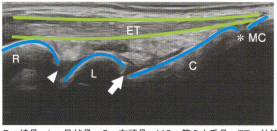
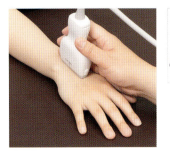

R：橈骨，L：月状骨，C：有頭骨，MC：第3中手骨，ET：伸筋腱
▷：橈骨手根関節，⇨：手根間関節，＊：手根中手関節

- 手関節背側正中（リスター結節の尺側と第3中手骨を結ぶラインを目安に）にプローブをあてる．
- 橈骨手根関節（橈骨，月状骨）から遠位方向に手根間関節，手根中手関節を描出する．
- 表面近くに伸筋腱が走行する．
- 骨表面に軟骨が見える．滑液，滑膜は正常でははっきり区別できないことが多い．これらにより正常像においても一部低エコー域として描出される．

病的画像

Bモード　橈骨手根関節・手根間関節・手根中手関節滑膜肥厚・滑液貯留（背側/縦断像）

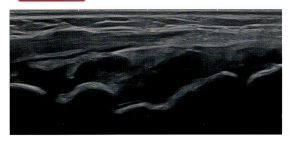
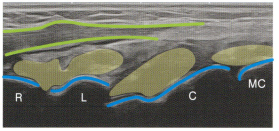

R：橈骨，L：月状骨，C：有頭骨，MC：第3中手骨

パワードプラ　橈骨手根関節・手根間関節・手根中手関節滑膜炎（背側/縦断像）

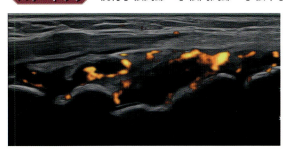

- 関節リウマチ患者における橈骨手根関節・手根間関節・手根中手関節滑膜炎．
- Bモードでは，中等度の滑膜肥厚および滑液貯留を認める．
- パワードプラでは，肥厚した滑膜内部に中等度の血流シグナルを認める．手根間関節上部には血管とそのブルーミング（血流信号の血管外へのはみだし）を認める．

memo
手根骨は，舟状骨，月状骨，大菱形骨，小菱形骨，有頭骨，有鉤骨，三角骨，豆状骨から構成される．特徴的な骨の形状や走査部位から各骨の同定は可能だが，手根骨の変形や癒合があると，それぞれの骨が明瞭に区別できない場合もある．

3 手関節 　背側（尺側寄り）　縦断像

正常像

尺骨遠位端・手根間関節（背側/縦断像）

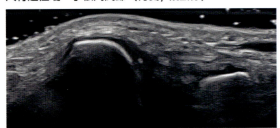
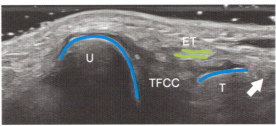
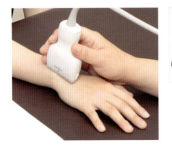

U：尺骨，T：三角骨，ET：伸筋腱，TFCC：三角線維軟骨複合体
⇨：手根間関節

- 手関節背側尺側（尺骨頭を目安に）にプローブをあてる．
- 尺骨遠位端（尺骨，三角骨）を描出する（月状骨が見えることもある）．遠位側にプローブを動かすと手根間関節，さらに手根中手関節を観察することができる．
- 表面近くに伸筋腱が走行する．
- 尺骨と三角骨の間には正常でも三角線維軟骨複合体の低エコー域が観察される．滑液，滑膜は正常でははっきり区別できないことが多い．

病的画像

Bモード 尺骨遠位端滑膜肥厚・滑液貯留（背側/縦断像）

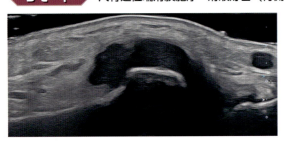
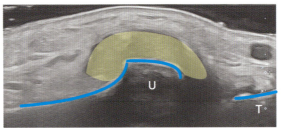

U：尺骨，T：三角骨

パワードプラ 尺骨遠位端滑膜炎（背側/縦断像）

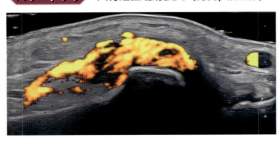

- 関節リウマチ患者における遠位橈尺関節滑膜炎．
- Bモードでは，尺骨頭を越えて近位側に高度の滑膜肥厚および滑液貯留を認める．
- パワードプラでは，肥厚した滑膜内部に高度の血流シグナルを認める．

memo

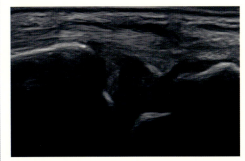

図4 ● 正常像

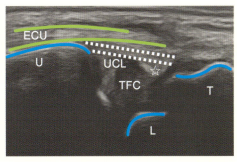

U：尺骨，L：月状骨，T：三角骨，ECU：尺側手根伸筋腱，TFC：三角線維軟骨，UCL：尺側側副靱帯，☆：メニスカス類似体

尺骨と三角骨の間は線維軟骨や靱帯から構成される三角線維軟骨複合体を認める（図4）．正常では低エコーに観察されるが，内部の詳細な評価は困難なことが多い．尺側縦断から掌背側方向にプローブを動かして観察する．結晶沈着は内部に高エコー像として認める（図5）．

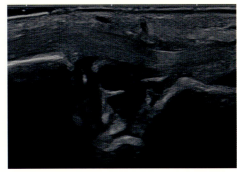

図5 ● 病的画像

2 手関節

4 手関節（遠位橈尺関節）

 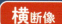

正常像

遠位橈尺関節（背側/横断像）

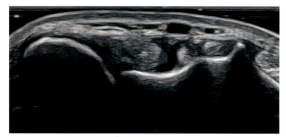 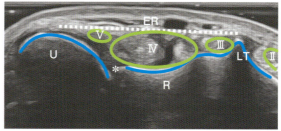

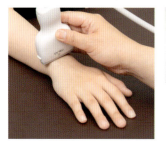

U：尺骨，R：橈骨，LT：リスター結節，ER：伸筋支帯
Ⅱ：第Ⅱ腱区画，Ⅲ：第Ⅲ腱区画，Ⅳ：第Ⅳ腱区画，Ⅴ：第Ⅴ腱区画，＊：遠位橈尺関節

- 手関節背側尺側（尺骨頭のやや橈側寄り）～正中に短軸方向にプローブをあてる（尺骨頭とリスター結節を目安にする）．
- 遠位橈尺関節（橈骨，尺骨）を描出する．
- 尺骨表面に軟骨がみえる．表面近くに伸筋腱が走行する．

病的画像

Bモード 遠位橈尺関節滑膜肥厚・滑液貯留（背側/横断像）

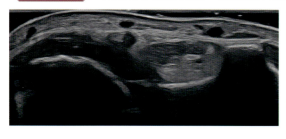 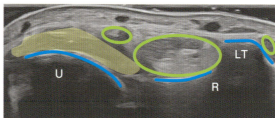

U：尺骨，R：橈骨，LT：リスター結節

パワードプラ 遠位橈尺関節滑膜炎（背側/横断像）

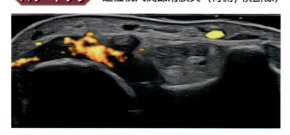

- 関節リウマチ患者における遠位橈尺関節滑膜炎．
- Bモードでは，中等度の滑膜肥厚および滑液貯留を認める．
- パワードプラでは，滑膜内部に中等度の血流シグナルを認める．

5 第1手根中手関節

正常像

第1手根中手関節（掌側/縦断像）

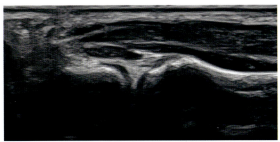
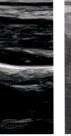
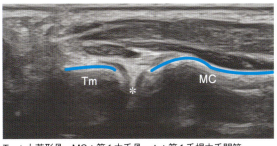

Tm：大菱形骨，MC：第1中手骨，＊：第1手根中手関節

- 手関節掌側橈側（大菱形骨結節と第1中手骨を結ぶラインを目安に）にプローブをあてる．
- 第1手根中手関節（大菱形骨，第1中手骨）を描出する．
- 表面近くに筋肉が走行する．

病的画像

Bモード 第1手根中手関節滑膜肥厚・滑液貯留（掌側/縦断像）

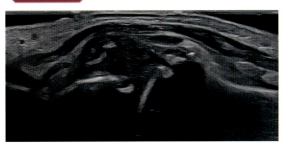
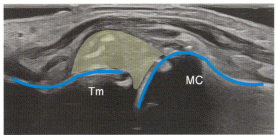

Tm：大菱形骨，MC：第1中手骨

パワードプラ 第1手根中手関節滑膜炎（掌側/縦断像）

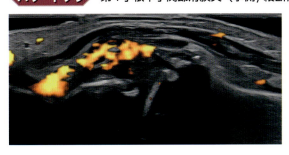

- 関節リウマチ患者における第1手根中手関節滑膜炎．
- Bモードでは，高度の滑膜肥厚および滑液貯留を認める．
- パワードプラでは，肥厚した滑膜内部に中等度の血流シグナルを認める．

6 手関節伸筋腱（第Ⅰ腱区画） 〔横断像〕

正常像

手関節伸筋腱（第Ⅰ腱区画）（横断像）

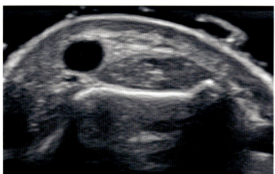
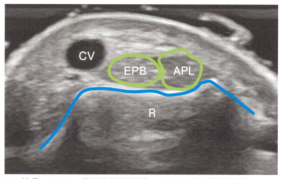

R：橈骨，APL：長母指外転筋腱，EPB：短母指伸筋腱，
CV：橈側皮静脈

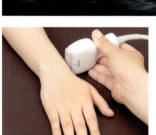

- 手関節橈側（リスター結節よりさらに橈側，橈骨側面）に短軸方向でプローブをあてる．
- 伸筋腱を描出する．プローブを遠位および近位に動かし全体を観察する．
- 橈骨が見える．

病的画像

Bモード 手関節伸筋腱鞘滑膜肥厚・滑液貯留（横断像）

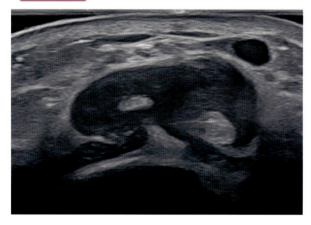

R：橈骨

パワードプラ 手関節伸筋腱鞘滑膜炎（横断像）

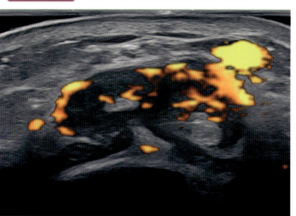

- 関節リウマチ患者における手関節伸筋腱鞘滑膜炎．
- Bモードでは，伸筋腱第Ⅰ腱区画の腱鞘内部に高度の滑膜肥厚および滑液貯留を認める．
- パワードプラでは，腱鞘内に高度の血流シグナルを認める．

7 手関節伸筋腱（第Ⅱ腱区画） 横断像

正常像

手関節伸筋腱（第Ⅱ腱区画）（横断像）

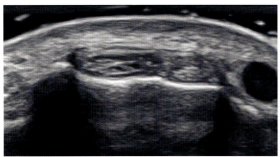

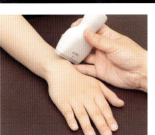

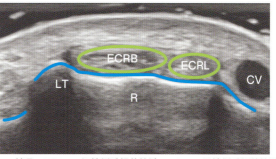

R：橈骨，ECRB：短橈側手根伸筋腱，ECRL：長橈側手根伸筋腱，
CV：橈側皮静脈，LT：リスター結節

- 手関節背側橈側寄り（リスター結節の橈側）に短軸方向でプローブをあてる．
- 伸筋腱を描出する．プローブを遠位ならび近位に動かし全体を観察する．
- 橈骨が見える．

病的画像

Bモード 手関節伸筋腱鞘滑膜肥厚・滑液貯留（横断像）

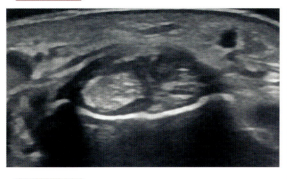

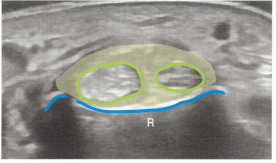

R：橈骨

パワードプラ 手関節伸筋腱鞘滑膜炎（横断像）

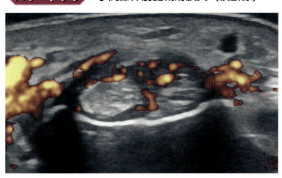

- 関節リウマチ患者における手関節伸筋腱鞘滑膜炎．
- Bモードでは，伸筋腱第Ⅱ腱区画の腱鞘内部に中等度の滑膜肥厚および滑液貯留を認める．
- パワードプラでは，腱鞘内に中等度の血流シグナルを認める．

8 手関節伸筋腱（第Ⅲ～Ⅴ腱区画） 横断像

正常像

手関節伸筋腱（横断像）

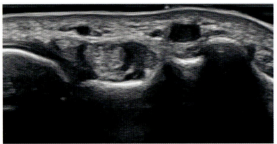

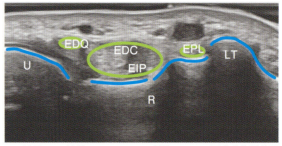

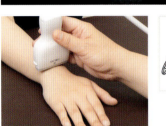

U：尺骨，R：橈骨，LT：リスター結節，EDQ：固有小指伸筋腱（Ⅴ），EDC：総指伸筋腱（Ⅳ），EIP：固有示指伸筋腱（Ⅳ），EPL：長母指伸筋腱（Ⅲ）

- 手関節背側正中（リスター結節と尺骨頭を目安に）に短軸方向でプローブをあてる．
- 伸筋腱を描出する．プローブを遠位ならび近位に動かし全体を観察する．
- 尺骨・橈骨が見える．遠位側に動かすと手根骨が描出される．

病的画像

Bモード 手関節伸筋腱鞘滑膜肥厚・滑液貯留（横断像）

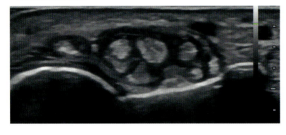
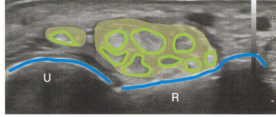

U：尺骨，R：橈骨

パワードプラ 手関節伸筋腱鞘滑膜炎（横断像）

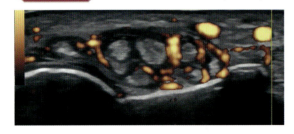

- 関節リウマチ患者における手関節伸筋腱鞘滑膜炎．
- Bモードでは，伸筋腱第Ⅳ，Ⅴ腱区画の腱鞘内部に中等度の滑膜肥厚および滑液貯留を認める．
- パワードプラでは，腱鞘内に中等度の血流シグナルを認める．

memo
伸筋腱は腱鞘で囲まれた第Ⅰ～Ⅵ腱区画の6区画に分かれ，それぞれの腱鞘内に腱が走行している（44ページ，解剖図参照）．

9-1 手関節伸筋腱（第Ⅵ腱区画［尺側手根伸筋腱］） 横断像

正常像

尺側手根伸筋腱（横断像）

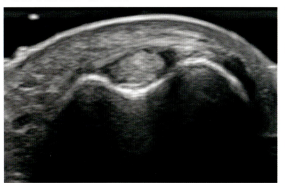
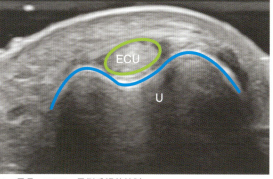

U：尺骨，ECU：尺側手根伸筋腱

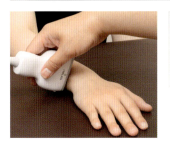

- 手関節背側尺側（尺骨頭のさらに尺側，尺骨側面寄り）に短軸方向でプローブをあてる.
- 伸筋腱を描出する．プローブを遠位ならびに近位に動かし，広く観察する.
- 尺骨が見える.
- プローブの角度を調整してアニソトロピーに注意する.

病的画像

Bモード 尺側手根伸筋腱鞘滑膜肥厚・滑液貯留（横断像）

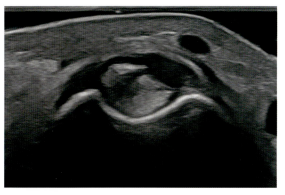
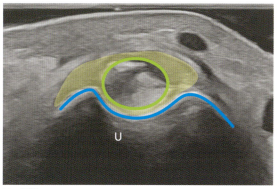

U：尺骨

パワードプラ 尺側手根伸筋腱鞘滑膜炎（横断像）

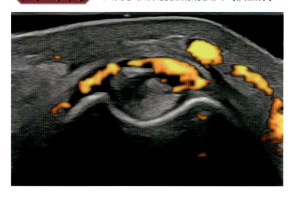

- 関節リウマチ患者における尺側手根伸筋腱鞘滑膜炎.
- Bモードでは，尺側手根伸筋腱周囲の腱鞘内部に中等度の滑膜肥厚および滑液貯留を認める.
- パワードプラでは，腱鞘内に一致して中等度の血流シグナルを認める.

9-2 手関節伸筋腱(第VI腱区画[尺側手根伸筋腱]) 縦断像

正常像

尺側手根伸筋腱(縦断像)

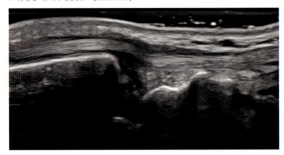

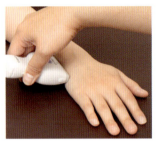
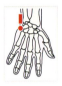

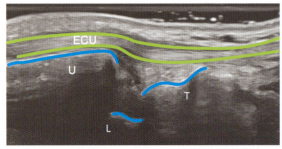

U:尺骨, L:月状骨, T:三角骨, ECU:尺側手根伸筋腱

- 手関節背側尺側(尺骨頭のさらに尺側,尺骨側面寄り)に長軸方向でプローブをあてる.
- 伸筋腱を描出する.プローブを遠位ならびに近位に動かし,広く観察する.また掌側ならびに背側に動かして観察する.
- 尺骨がみえる.

病的画像

Bモード 尺側手根伸筋腱鞘滑膜肥厚・滑液貯留(縦断像)

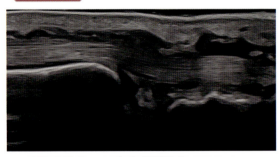

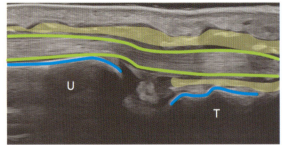

U:尺骨, T:三角骨

パワードプラ 尺側手根伸筋腱鞘滑膜炎(縦断像)

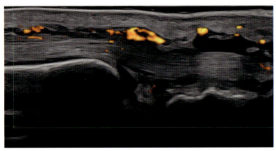

- 関節リウマチ患者における尺側手根伸筋腱鞘滑膜炎.
- Bモードでは,尺側手根伸筋腱の腱鞘内部に中等度の滑膜肥厚および滑液貯留を認める.
- パワードプラでは,腱鞘と腱に一致して中等度の血流シグナルを認める.

10 屈筋腱群

横断像

正常像

屈筋腱（横断像）

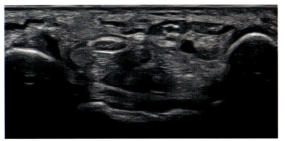

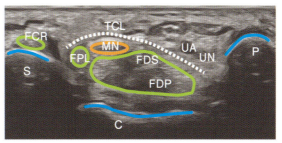

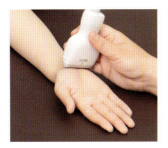

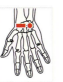

S：有鉤骨，P：豆状骨，C：有頭骨，MN：正中神経，UN：尺骨神経，
UA：尺骨動脈，TCL：横手根靱帯，FDS：浅指屈筋腱，FDP：深指屈筋腱，
FPL：長母指屈筋腱，FCR：橈側手根屈筋腱

- 掌側手関節皮線の遠位に触れる2つの骨性隆起（豆状骨，舟状骨）を結ぶ位置を目安に短軸方向にプローブをあてる（手根管入口部）.
- 屈筋腱を描出するが，すべてを同時に描出するのは困難なことが多い．プローブの角度を調整して腱横断像を確認する．プローブを遠位ならびに近位に動かし全体を観察する．
- プローブをあてる位置によって正中神経，尺骨神経，橈骨動脈，尺骨動脈，手根骨が見える．

病的画像

Bモード 左手屈筋腱鞘滑膜肥厚・滑液貯留（横断像）

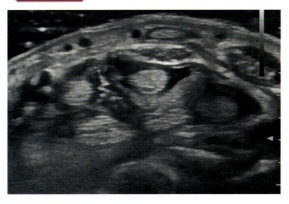

L：月状骨

パワードプラ 左手屈筋腱鞘滑膜炎（横断像）

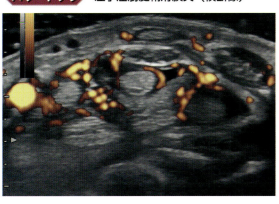

- 関節リウマチ患者における手関節屈筋腱鞘滑膜炎．
- Bモードでは，屈筋腱周囲の腱鞘内部に中等度の滑膜肥厚および滑液液貯留を認める．
- パワードプラでは，腱鞘内に中等度の血流シグナルを認める．

11-1 正中神経

横断像

正常像

正中神経（横断像）

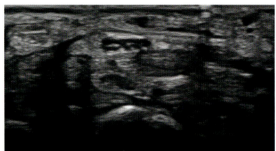
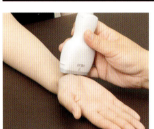
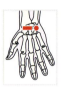
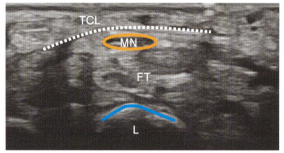

L：月状骨，MN：正中神経，FT：屈筋腱，TCL：横手根靱帯

- 掌側手関節皮線の遠位に触れる2つの骨性隆起（豆状骨，舟状骨）を結ぶ位置を目安に短軸方向にプローブをあてる（手根管入口部）．（上記エコー画像は入口部のやや近位）
- 正中神経を描出する．横手根靱帯のすぐ下に認める．プローブを遠位ならびに近位に動かし全体を観察する．
- 深層には屈筋腱が見える．

病的画像

Bモード 正中神経腫大（横断像）

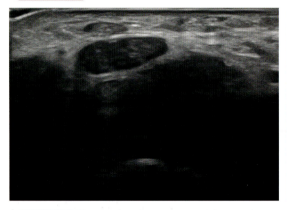
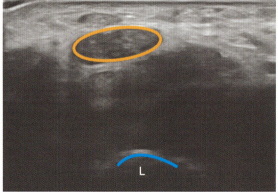

L：月状骨

パワードプラ 正中神経腫大（横断像）

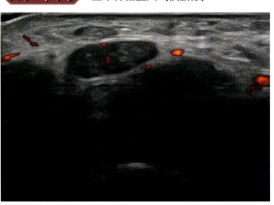

- 関節リウマチ患者における手根管症候群．
- Bモードでは，手根管入口部の近位で正中神経の腫大（偽神経腫）を認める．
- パワードプラでは，正中神経内部に血流シグナルを認める．

11-2 正中神経

縦断像

正常像

正中神経（縦断像）

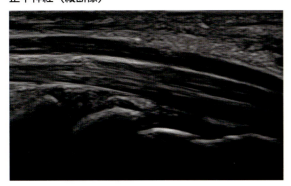
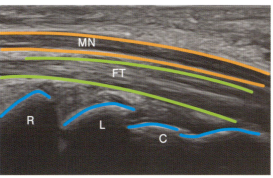

R：橈骨，L：月状骨，C：有頭骨，MN：正中神経，FT：屈筋腱

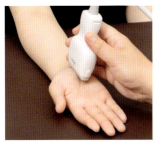

- 横断像で画面中心に正中神経を保ちながら，長軸方向にプローブを90°回転させる（長掌筋腱の橈側を目安に長軸方向にプローブをあてる）．
- 正中神経を描出する．プローブを遠位ならびに近位に動かし全体を観察する．
- 深層には屈筋腱が見える．

病的画像

Bモード 正中神経腫大（縦断像）

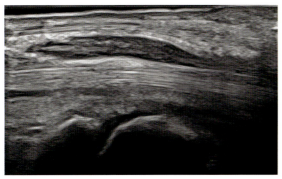
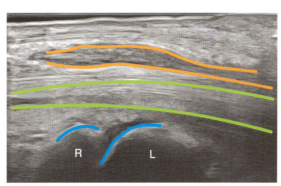

R：橈骨，L：月状骨

パワードプラ 正中神経腫大（縦断像）

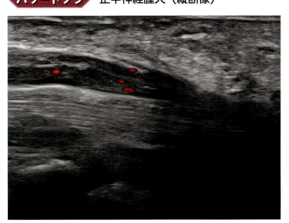

- 関節リウマチ患者における手根管症候群．
- Bモードでは，手根管入口部より遠位で正中神経の扁平化を認める．
- パワードプラでは，正中神経内部に血流シグナルを認める．

memo
長掌筋腱は正常でも欠損している場合がある．

Ⅱ 超音波検査で観察が推奨される部位

3 肘関節

観察すべき部位

- **関節** 腕橈関節，腕尺関節（肘頭窩を含む）
- **付着部** 共通伸筋腱付着部，共通屈筋腱付着部，上腕三頭筋付着部

◆ 肘関節の解剖

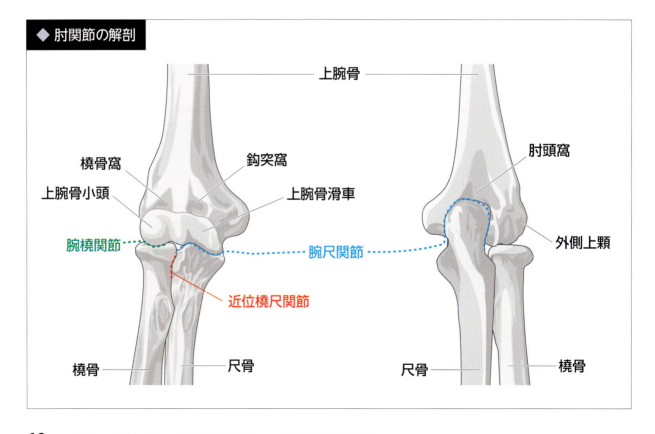

◆ 肘関節の解剖（共通伸筋腱付着部）

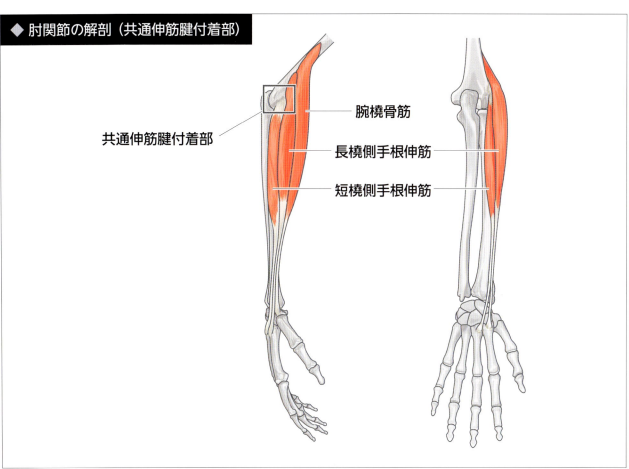

◆ 肘関節の解剖（共通屈筋腱付着部）

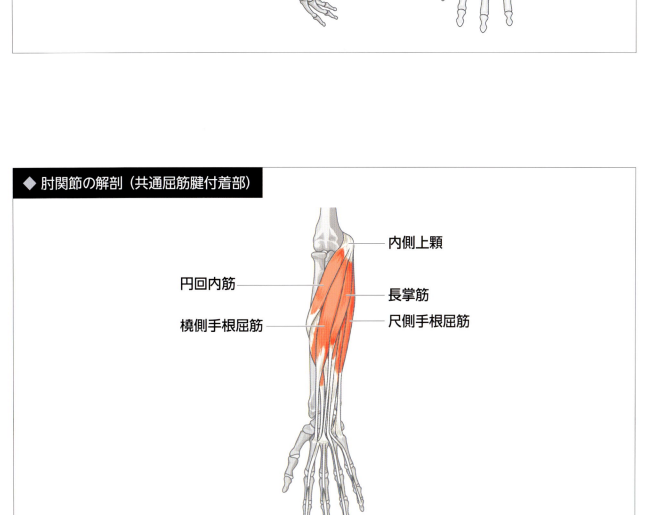

◆ 肘関節の解剖（上腕三頭筋腱付着部）

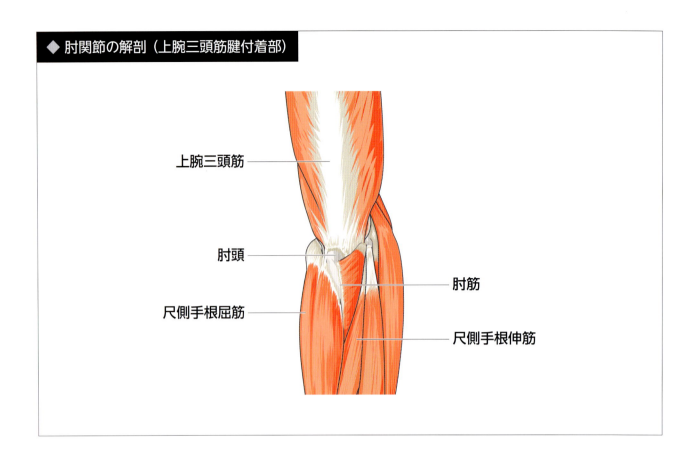

観察の手順

体位：座位

❶ 座位にて前腕を回外，手掌を上にして検査台またはベッドの上に置き，肘は軽度屈曲（から伸展）の状態で肘関節屈側を観察する（図1A）．

❷ その後，肘は屈曲し，手掌を腰や検査台，または胸の上に置いた状態で伸側を観察する（図1B）

❸ 各関節を縦断像および横断像で観察する．

❹ 肘頭部において肘頭滑液包炎やリウマトイド結節を認めることがあるため留意する．

❺ 付着部の観察は，1）共通伸筋腱付着部は肘を軽度屈曲して上腕を内旋・手は正中位で外側より（図1C），2）共通屈筋腱付着部は上腕を外旋し前腕を回外して内側より，3）上腕三頭筋腱付着部は肘を屈曲し手掌を腰や検査台，または胸の上に置いて伸側から観察する．

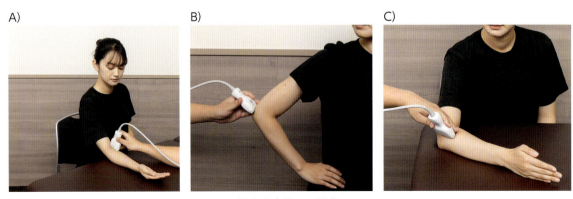

図1 ● 座位での撮像

1 肘関節

屈側（橈側寄り） 縦断像

正常像

腕橈関節（屈側-橈側/縦断像）

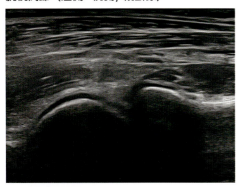
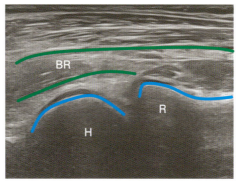

BR：腕橈骨筋，H：上腕骨小頭（上腕骨），R：橈骨頭（橈骨）

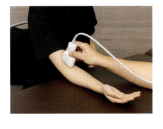
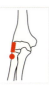

- 前腕を回外・手掌が上を向いた状態で肘関節の屈側・橈側寄り長軸方向にプローブをあて腕橈関節縦断像を観察する．
- 上腕骨小頭と橈骨頭を描出する．
- 体表側には腕橈骨筋を認める．骨皮質表面に沿って低エコーの軟骨が描出される．
- 腕橈骨筋と腕橈関節の間隙には脂肪織が存在し，正常では滑液貯留を認めない．その後プローブを外側にずらし外側上顆が描出される位置まで観察する．

病的画像

Bモード 腕橈関節滑膜肥厚・滑液貯留（橈側/縦断像）

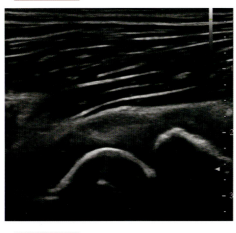
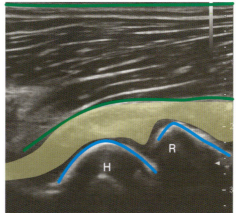

H：上腕骨小頭（上腕骨），R：橈骨頭（橈骨）

パワードプラ 腕橈関節滑膜炎（橈側/縦断像）

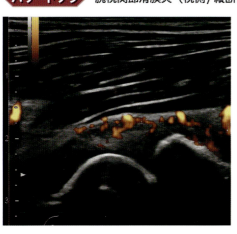

- 関節リウマチ患者における腕橈関節滑膜炎．
- Bモードでは橈骨頭と上腕骨小頭を越えて腕橈関節に中等度の滑膜肥厚・滑液貯留を認める．
- パワードプラでは中等度の血流シグナルを認める．
- 滑膜肥厚や血流シグナルの程度は関節包内で均一ではないため，上腕骨小頭の近位から橈骨頭遠位まで，さらに内側から外側までもれなく観察し評価する．

memo
腕橈関節から縦断像を描出しながら腕尺関節までプローブをずらしていくが，この際に近位橈尺関節を通過するため，プローブを90°回転させて横断面でも同部を確認しておく．

II 3 肘関節

2 肘関節 屈側（尺側寄り） 縦断像

正常像

腕尺関節（屈側 - 尺側／縦断像）

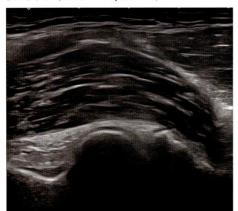
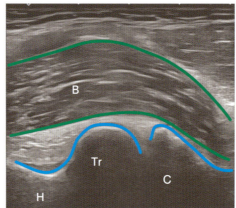

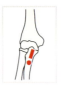

H：上腕骨，Tr：上腕骨滑車（上腕骨），C：鉤状突起（尺骨），B：上腕筋

- 被検者の肢位はそのままで尺側にプローブをずらし腕尺関節縦断像の観察を行う．
- 上腕骨滑車と尺骨の鉤状突起が描出される．
- 体表側の内側（尺側）寄りには上腕筋が描出される．
- 正常では滑液の貯留を認めない．さらに内側までプローブをずらすことにより内側上顆まで観察する．

病的画像

Bモード 腕尺関節滑膜肥厚・滑液貯留（尺側／縦断像）

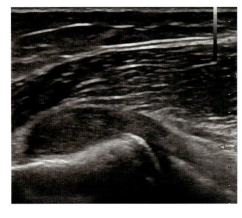
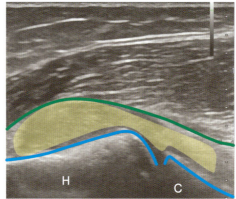

H：上腕骨，Tr：上腕骨滑車（上腕骨），C：鉤状突起（尺骨）

パワードプラ 腕尺関節滑膜炎（尺側／縦断像）

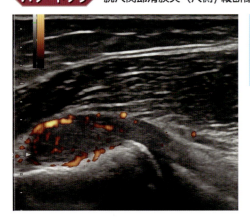

- 関節リウマチ患者における腕尺関節滑膜炎．
- Bモードでは上腕骨滑車から鉤状突起にかけて腕尺関節に中等度の滑膜肥厚・滑液貯留を認める．
- パワードプラでは内部に軽度の血流シグナルを認める．

3-1 肘関節

伸側 縦断像

正常像

腕尺関節（伸側/縦断像）

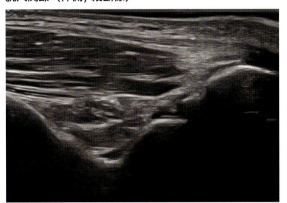
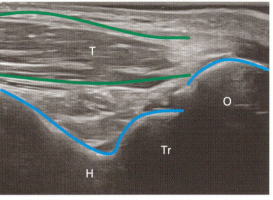

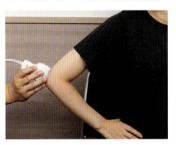

T：上腕三頭筋，O：肘頭（尺骨），H：上腕骨，Tr：上腕骨滑車（上腕骨）

- 肘を屈曲した状態で，肘頭の位置を遠位側に確認しつつ上腕骨に沿って長軸方向にプローブをあて，腕尺関節伸側の観察を行う．
- 関節の屈曲により上腕骨，その遠位端の隆起である上腕骨滑車，肘頭，上腕三頭筋に囲まれた肘頭窩が描出される．
- 正常では等エコーの脂肪組織で占められている．

病的画像

Bモード 腕尺関節滑膜肥厚・滑液貯留（伸側/縦断像）

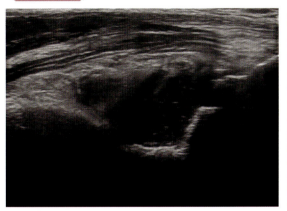
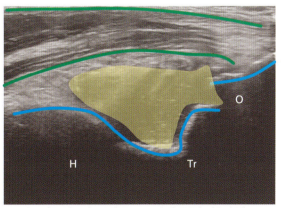

O：肘頭（尺骨），H：上腕骨，Tr：上腕骨滑車（上腕骨）

パワードプラ 腕尺関節滑膜炎（伸側/縦断像）

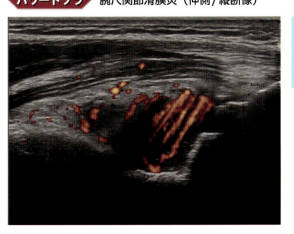

- 関節リウマチ患者における腕尺関節滑膜炎．
- Bモードでは肘頭窩から上腕骨の稜線に沿って低エコーな高度の滑液貯留および滑膜肥厚を認める．
- パワードプラでは上腕三頭筋下に高度の血流シグナルを認める．

3-2 肘関節

正常像

腕尺関節（伸側/横断像）

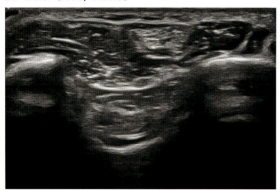
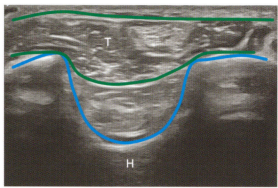

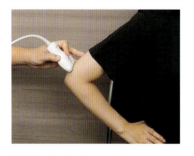
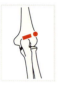

T：上腕三頭筋，H：上腕骨

- 肘頭のわずかに近位側，短軸方向にプローブをあてる．
- 腕尺関節の横断面を上腕骨滑車，肘頭窩（上記エコー画像の部位），上腕骨骨幹部まで連続的に観察する．
- 正常では，肘頭寄りの短軸像では骨皮質に沿った低エコーの軟骨と上腕三頭筋腱を，より近位にプローブをずらした部位で上腕三頭筋と肘頭窩の間に脂肪組織を認め，わずかに関節貯留を確認できる．

病的画像

Bモード 腕尺関節滑膜肥厚・滑液貯留（伸側/横断像）

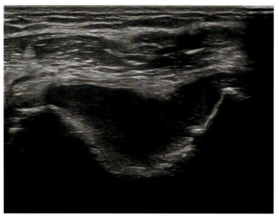
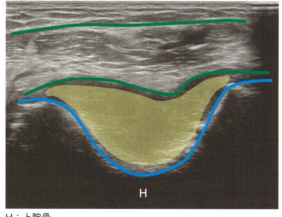

H：上腕骨

パワードプラ 腕尺関節滑膜炎（伸側/横断像）

- 関節リウマチ患者における腕尺関節滑膜炎．
- Bモードでは上腕骨の稜線に両側を囲まれた肘頭窩に，縦断像と同様低エコーな高度の滑液貯留および滑膜肥厚を認める．
- パワードプラでは，上腕三頭筋下に高度の血流シグナルを認める．

memo
肘伸側横断像はプローブを連続的にずらしながら観察する必要があるが，関節の底面をなす上腕骨の形状が部位を確認するランドマークとなる．

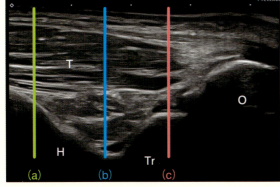

図2●腕尺関節（伸側/縦断像）
T：上腕三頭筋，O：肘頭（尺骨），H：上腕骨，Tr：上腕骨滑車（上腕骨）

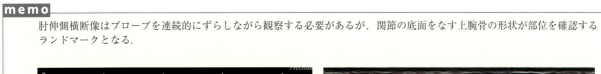
(a)

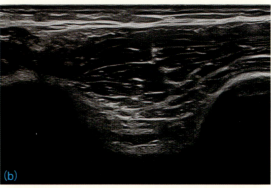
(b)

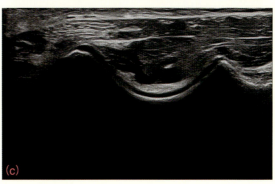
(c)

図3●腕尺関節（伸側/横断像）

II 3 肘関節

4 共通伸筋腱付着部

正常像

共通伸筋腱付着部（外側/縦断像）

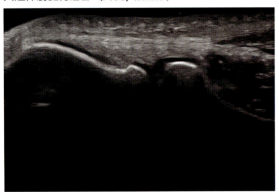

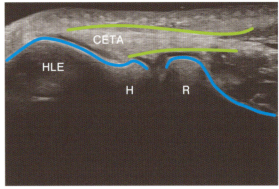

H：上腕骨小頭（上腕骨），R：橈骨頭（橈骨），
HLE：上腕骨外側上顆，CETA：共通伸筋腱付着部

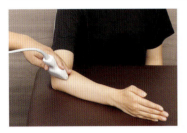 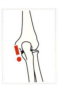

- 肘を軽度屈曲して，上腕は内旋・手は正中位で外側から長軸方向にプローブをあてる．
- 上腕骨外側上顆から前腕に沿って遠位方向に向けて連続的に観察する．
- 正常では上腕骨外側上顆から低エコーな付着部を介して，共通伸筋腱が遠位に向かって走行しているのが観察される．

病的画像

Bモード 共通伸筋腱付着部肥厚（外側/縦断像）

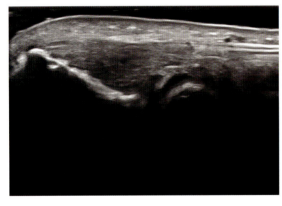

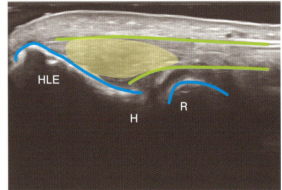

H：上腕骨小頭（上腕骨），R：橈骨頭（橈骨），
HLE：上腕骨外側上顆

パワードプラ 共通伸筋腱付着部炎（外側/縦断像）

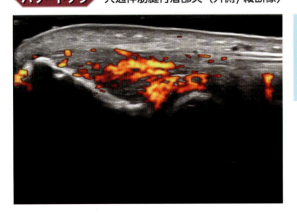

- 関節リウマチ患者における肘外側の共通伸筋腱付着部炎．
- Bモードでは上腕骨外側上顆の骨のラインの不整と，共通伸筋腱付着部の低エコーな肥厚像を認める．
- パワードプラでは，共通伸筋腱付着部に高度な血流シグナルを認める．

5 共通屈筋腱付着部

正常像

共通屈筋腱付着部（内側/縦断像）

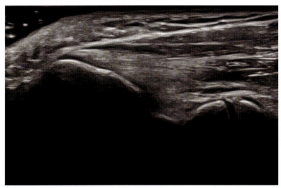

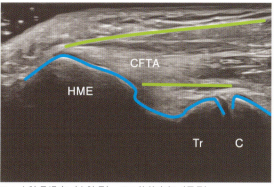

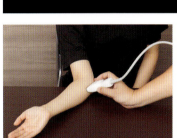 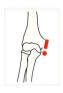

Tr：上腕骨滑車（上腕骨），C：鉤状突起（尺骨），
HME：上腕骨内側上顆，CFTA：共通屈筋腱付着部

- 肘を軽度屈曲して，上腕は外旋・前腕は回外し内側から長軸方向にプローブをあてる．
- 上腕骨内側上顆から前腕に沿って遠位方向に向けて連続的に観察する．
- 正常では上腕骨内側上顆から低エコーな付着部を介して，共通屈筋腱が遠位に向かって走行しているのが観察される．

病的画像

Bモード 共通屈筋腱付着部肥厚（内側/縦断像）

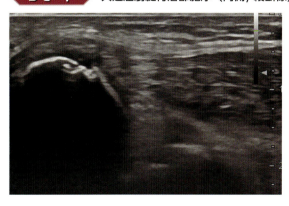

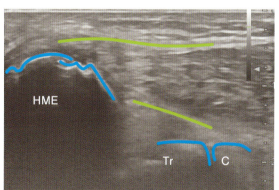

Tr：上腕骨滑車（上腕骨），C：鉤状突起（尺骨），
HME：上腕骨内側上顆

パワードプラ 共通屈筋腱付着部炎（内側/縦断像）

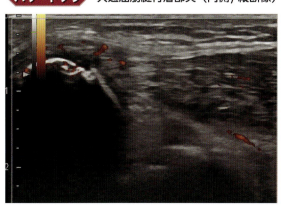

- 関節リウマチ患者における肘内側の共通屈筋腱付着部炎．
- Bモードでは上腕骨内側上顆の骨びらんを認める．
- パワードプラでは，共通屈筋腱付着部に軽度な血流シグナルを認める．

II 3 肘関節

6 上腕三頭筋腱付着部

 伸側 縦断像

正常像

上腕三頭筋腱付着部（伸側/縦断像）

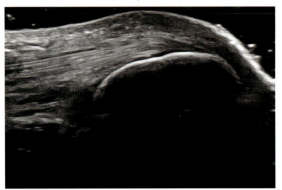
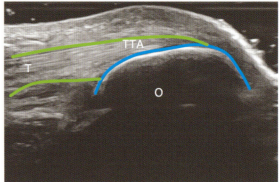

T：上腕三頭筋，O：肘頭（尺骨），TTA：上腕三頭筋腱付着部

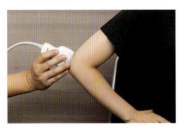

- 肘は屈曲し，手掌を腰や検査台，または胸の上に置いた状態で長軸方向にプローブをあてる．肘の屈曲点にあてるためゼリーを多めに使用する．
- 肘頭から上腕三頭筋腱付着部にかけた浅い領域を観察する．
- 正常では肘頭から低エコーな付着部を介して，上腕三頭筋腱付着部が近位に向かって走行しているのが観察される．

病的画像

Bモード 上腕三頭筋腱付着部肥厚（伸側/縦断像）

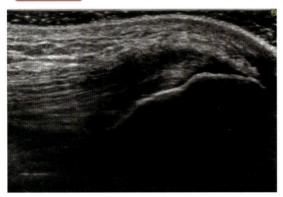
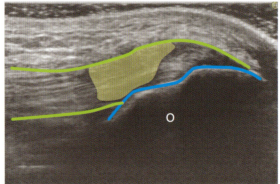

O：肘頭（尺骨）

パワードプラ 上腕三頭筋腱付着部炎（伸側/縦断像）

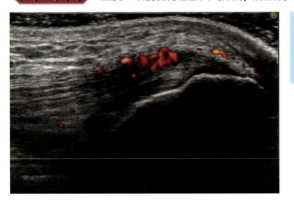

- 関節リウマチ患者における上腕三頭筋付着部炎．
- Bモードでは上腕三頭筋腱付着部の低エコーな肥厚像を認める．
- パワードプラでは，上腕三頭筋腱付着部に軽度な血流シグナルを認める．

Ⅱ 超音波検査で観察が推奨される部位

4 肩関節

観察すべき部位

- **関節** 肩関節（肩甲上腕関節），肩鎖関節，胸鎖関節
- **腱鞘** 上腕二頭筋長頭の腱
- **滑液包** 三角筋下滑液包，肩峰下滑液包
- **腱** 肩甲下筋腱，棘上筋腱

◆ 肩関節の解剖（骨・関節・関節滑膜・腱鞘滑膜）

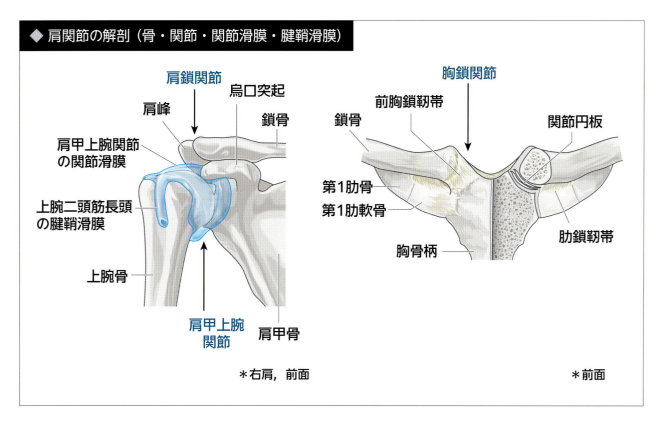

*右肩，前面　　　　　　　　　　　　　　　　　　　　*前面

◆ 肩関節の解剖（腱）

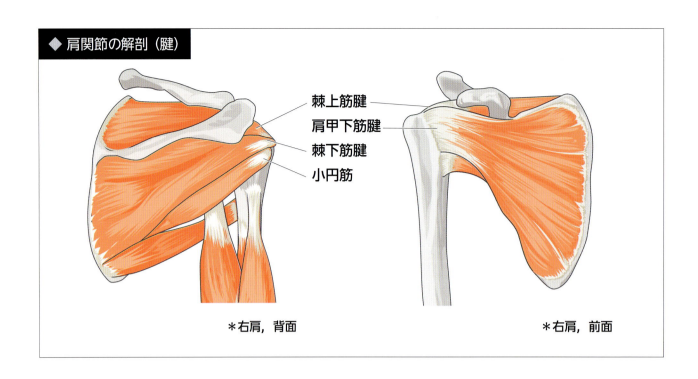

◆ 肩関節の解剖（滑液包）

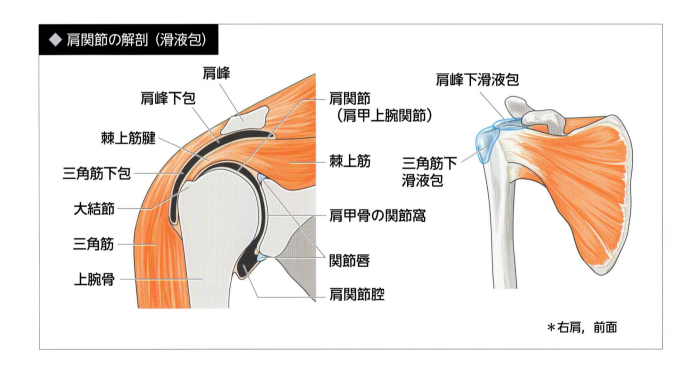

観察の手順
体位：座位

❶座位にて手を同側の大腿の上に手掌を上にした状態で置き，肘関節を屈曲した状態で，上腕二頭筋長頭の腱鞘，三角筋下滑液包，肩峰下滑液包を観察する（図1A）.

❷肩甲下筋腱の観察では，前腕を外側に広げ，肩関節を外旋した状態で観察する（図1B）.

❸棘上筋腱の観察では，肩関節を軽度伸展した姿勢（図1C），または手のひらを同側の臀部に当てた姿勢（図1D）で観察する.

❹肩甲上腕関節背側の観察では，被検者の前方から肩越しに（図1E），あるいは被検者の後方よりプローブをあてる（図1F）．前腕を水平方向に動かすことにより肩関節を内旋・外旋させると，関節面を同定し易く，また外旋時に少量の滑液ならびに軽度の滑膜肥厚を検出しやすい（図1G）.

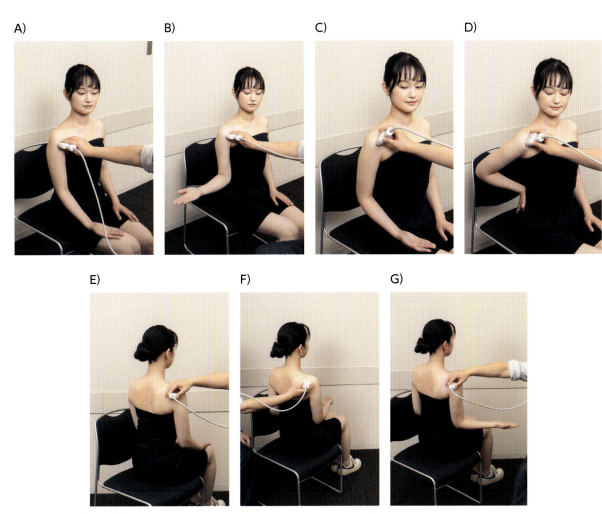

図1 ●座位での撮像

II 4 肩関節

1-1 上腕二頭筋長頭の腱　横断像

正常像

上腕二頭筋長頭の腱（横断像）

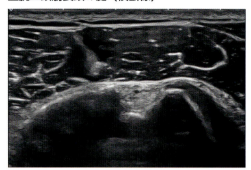
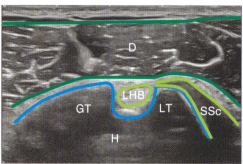

D：三角筋，LHB：上腕二頭筋長頭の腱，H：上腕骨，GT：大結節（上腕骨），LT：小結節（上腕骨），SSc：肩甲下筋腱

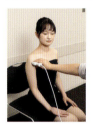

- 上腕近位部に前面より水平にプローブをあてる．
- 上腕骨の大結節と小結節の間の結節間溝を描出する．
- 結節間溝に高輝度の上腕二頭筋長頭の腱（LHB）が描出される．
- アニソトロピー（異方性）が最小となり，腱が高輝度に描出されるようプローブの角度を調整する．
- 健常者でもやや遠位部にしばしば少量の滑液が描出される．
- 健常者でもしばしばLHB外側に正常血管の血流シグナルが検出される．

病的画像

Bモード　上腕二頭筋長頭の腱鞘滑膜肥厚・滑液貯留（横断像）

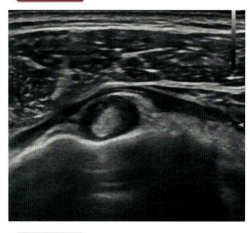
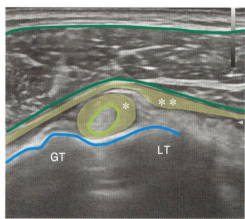

GT：大結節（上腕骨），LT：小結節（上腕骨）

パワードプラ　上腕二頭筋長頭の腱鞘滑膜炎（横断像）

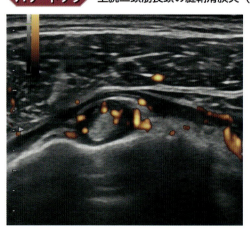

- 関節リウマチ患者における上腕二頭筋腱鞘滑膜炎，三角筋下滑液包炎．
- Bモードでは，LHB周囲に中等度の腱鞘滑膜肥厚ならびに腱鞘滑液貯留を認める（＊）．また，LHBの浅層には三角筋下滑液包の滑液貯留ならびに滑膜肥厚を認める（＊＊）．
- パワードプラでは，腱鞘滑膜肥厚，滑液包滑膜肥厚，およびその周囲に中等度から高度の異常血流シグナルを認める．

1-2 上腕二頭筋長頭の腱

正常像

上腕二頭筋長頭の腱（縦断像）

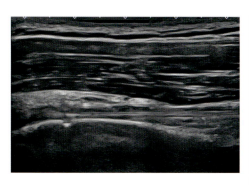
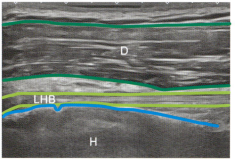

D：三角筋，LHB：上腕二頭筋長頭の腱，H：上腕骨

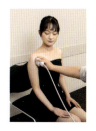

- 上腕近位部に前面より垂直にプローブをあてる．
- 三角筋と上腕骨の間の線維性パターン（fibrillar pattern）を示すLHBを描出する．
- アニソトロピー（異方性）を最小とし，腱を高輝度に描出するため，腱が画面上水平となるようプローブの角度を調整する．
- 健常者でもやや遠位部にしばしば少量の滑液が描出される．
- 健常者でもしばしばLHB周囲に正常血管の血流シグナルが検出される．

病的画像

Bモード 上腕二頭筋長頭の腱鞘滑膜肥厚・滑液貯留（縦断像）

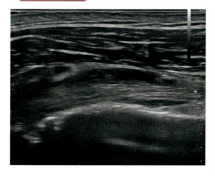
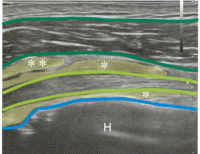

H：上腕骨

パワードプラ 上腕二頭筋長頭の腱鞘滑膜炎（縦断像）

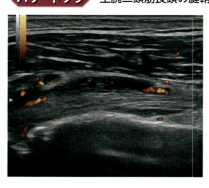

- 関節リウマチ患者における上腕二頭筋腱鞘滑膜炎，三角筋下滑液包炎．
- Bモードでは，LHB周囲に中等度の腱鞘滑膜肥厚ならびに腱鞘滑液貯留を認める（＊）．また，LHBの浅層には三角筋下滑液包の滑液貯留ならびに滑膜肥厚を認める（＊＊）．
- パワードプラでは，腱鞘滑膜肥厚，滑液包滑膜肥厚，およびその周囲に中等度の異常血流シグナルを認める．

II 4 肩関節

memo

- 上腕二頭筋長頭の腱の周囲には，前・後上腕回旋動脈の枝が走行しており，健常者でもしばしばドプラシグナルが検出される．
- 腱鞘滑膜炎に伴う異常血流と過大評価しないよう，気をつける必要がある．

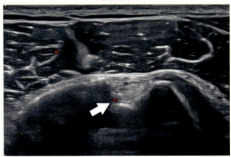 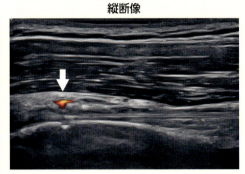

図2 ● 健常者の上腕二頭筋長頭の腱のドプラシグナル

2 三角筋下滑液包

横断像

正常像

三角筋下滑液包（横断像）

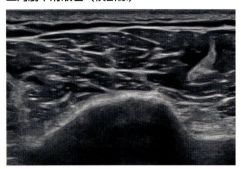
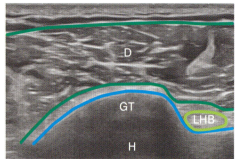

D：三角筋，LHB：上腕二頭筋長頭の腱，H：上腕骨，GT：大結節

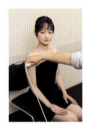
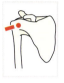

- 上腕近位部の外側前方より水平にプローブをあてる．
- 上腕骨と三角筋を描出する．
- 三角筋下滑液包は三角筋と上腕骨の間にあるが，健常者ではほとんど描出されず，滑液包周囲の脂肪織あるいは少量の滑液貯留が描出されることがある．

病的画像

Bモード 三角筋下滑液包滑膜肥厚・滑液貯留（横断像）

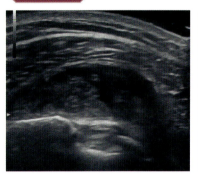
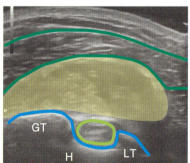

H：上腕骨，GT：大結節，LT：小結節

パワードプラ 三角筋下滑液包炎（横断像）

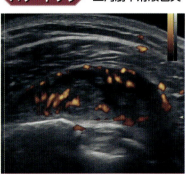

- 関節リウマチ患者における三角筋下滑液包炎．
- Bモードでは，三角筋と上腕骨の間の滑液包に高度の滑膜肥厚ならびに滑液貯留を認める．
- パワードプラでは，滑膜肥厚およびその周囲に高度の異常血流シグナルを認める．

memo
- ゼリーを十分量用いることにより，広い観察範囲を確保し，不要な圧迫を避ける．
- 遠位から近位，外側から前方まで，網羅的に観察する．
- 棘上筋腱・棘下筋腱付着部を滑液包と間違えないよう気をつける．

II 4 肩関節

3 肩峰下滑液包　横断像

正常像

肩峰下滑液包（横断像）

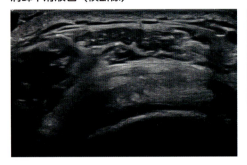
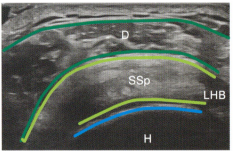

D：三角筋，SSp：棘上筋腱，LHB：上腕二頭筋長頭の腱，H：上腕骨

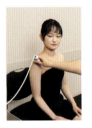

- 上腕骨の大結節と肩峰の間に上方よりプローブをあてる．
- 上腕骨の骨頭と軟骨，棘上筋腱，ならびに三角筋を描出する．
- 棘上筋腱が高輝度に描出されるようプローブの角度を調整する．
- 肩峰下滑液包は三角筋と棘上筋腱の間にあるが，健常者ではほとんど描出されず，滑液包周囲の脂肪織あるいは少量の滑液貯留が描出されることがある．

病的画像

Bモード　肩峰下滑液包滑膜肥厚（横断像）

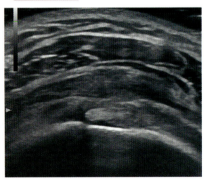
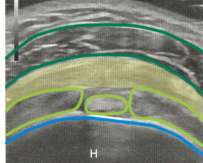

H：上腕骨

パワードプラ　肩峰下滑液包炎（横断像）

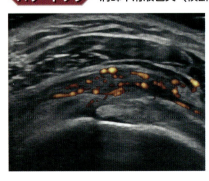

- 関節リウマチ患者における肩峰下滑液包炎．
- Bモードでは，三角筋と棘上筋腱の間の滑液包に高度の滑膜肥厚を認める．
- パワードプラでは，滑膜肥厚に一致する高度の異常血流シグナルを認める．

memo
- ゼリーを十分量用いることにより，広い観察範囲を確保し，不要な圧迫を避ける．
- 肩峰下滑液包は，肩峰／三角筋と回旋腱板の間にあるが，三角筋下滑液包と連続している．

4 肩甲下筋腱 　縦断像

正常像

肩甲下筋腱（縦断像）

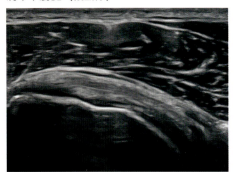
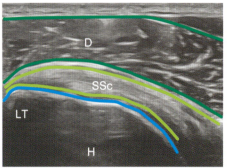

D：三角筋，SSc：肩甲下筋腱，LT：小結節，H：上腕骨

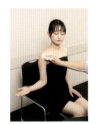

- 肩関節を外旋した状態で，上腕近位部の前方より水平にプローブをあてる．
- 上腕骨の小結節と肩甲下筋腱を描出する．
- 肩甲下筋腱の線維性パターン（fibrillar pattern）が明瞭に描出されるよう，プローブの位置と角度を調整する．

病的画像

Bモード 肩甲下筋腱（縦断像）

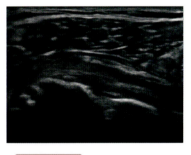
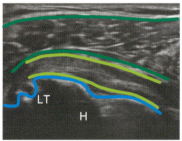

LT：小結節，H：上腕骨

パワードプラ 肩甲下筋腱炎（縦断像）

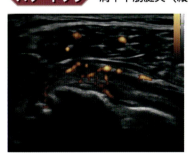

- リウマチ性多発筋痛症患者における肩甲下筋腱炎．
- Bモードでは，小結節の骨表不整を認める．
- パワードプラでは，肩甲下筋腱に高度の異常血流シグナルを認める．

II 4 肩関節

5 棘上筋腱

縦断像

正常像

棘上筋腱（縦断像）

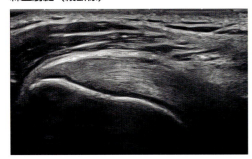
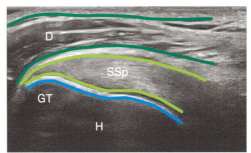

D：三角筋，SSp：棘下筋腱，GT：大結節，H：上腕骨

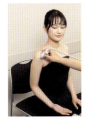

- 肩関節を軽度伸展した状態で，上腕骨の大結節の前方上方よりプローブをあてる．
- 上腕骨の大結節と棘下筋腱を描出する．
- 棘下筋腱の線維性パターン（fibrillar pattern）が明瞭に描出されるよう，プローブの位置と角度を調整する．

病的画像

Bモード 棘上筋腱の完全断裂（縦断像）

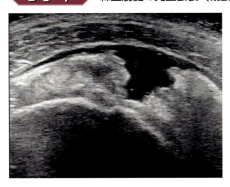
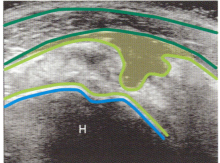

H：上腕骨

パワードプラ 棘上筋腱の完全断裂（縦断像）

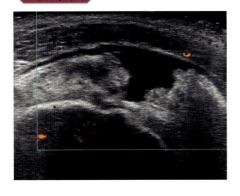

- 棘上筋腱の完全断裂．
- Bモードで，棘上筋腱の全層性の欠損を認め，欠損部位ならびに肩峰下滑液包の液体貯留を認める．

6 肩甲上腕関節　縦断像

正常像

肩甲上腕関節（縦断像）

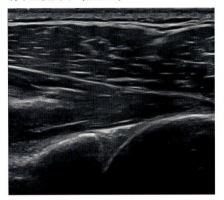
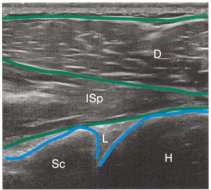

D：三角筋，ISp：棘下筋腱，L：関節唇，Sc：肩甲骨，H：上腕骨

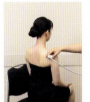

- 被検者の背部より肩甲棘の下部，腋窩線上に水平にプローブをあてる．
- 上腕骨頭，肩甲骨，関節唇を描出する．
- 肩関節を内旋外旋しながら描出することにより，関節を同定しやすくなる．

病的画像

Bモード　肩甲上腕関節滑膜肥厚（縦断像）

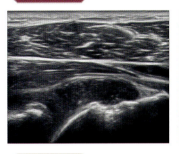
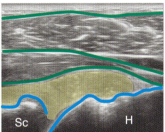

Sc：肩甲骨，H：上腕骨

パワードプラ　肩甲上腕関節滑膜炎（縦断像）

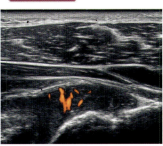

- 関節リウマチ患者における肩甲上腕関節滑膜炎．
- Bモードでは，高度の滑膜肥厚を認める．
- パワードプラでは，滑膜肥厚の一部に中等度の異常血流シグナルを認める．

> **memo**
> - 肩甲上腕関節は背面からの描出では深い位置に存在するため，著明な血流シグナルを検出することはまれである．
> - 肩甲上腕関節は腋窩からも描出されるが，可動域制限，疼痛，体毛等により，しばしば施行困難である．

7 肩鎖関節　縦断像

正常像

肩鎖関節（縦断像）

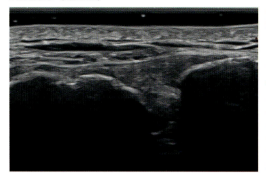
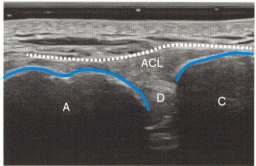

ACL：肩鎖靱帯，D：関節円板，A：肩峰（肩甲骨），C：鎖骨

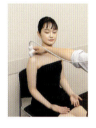
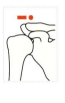

- 肩峰の上方よりプローブをあてる．
- 肩峰と鎖骨を描出する．
- 肩鎖関節は主に靱帯と関節円板で構成され，滑膜の存在はわずかである．

病的画像

Bモード　肩鎖関節（縦断像）

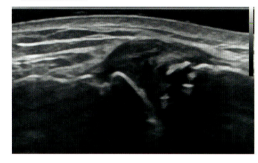
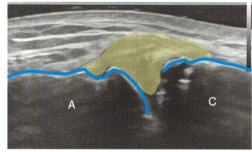

A：肩峰（肩甲骨），C：鎖骨

パワードプラ　肩鎖関節炎（縦断像）

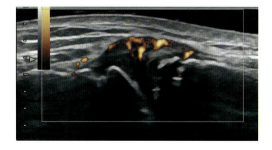

- 高齢発症関節リウマチ・変形性関節症患者における肩鎖関節炎．
- Bモードでは，鎖骨の骨表不整，肩鎖靱帯および関節円板の上方への突出を認める．
- パワードプラでは，肩鎖靱帯，滑膜肥厚，あるいは関節円板の中等度の異常血流シグナルを認める．

> **memo**
> - ゼリーを十分量用いることにより，広い観察範囲を確保し，不要な圧迫を避ける．
> - 肩鎖靱帯，滑膜肥厚，関節円板の区別はしばしば困難である．

8 胸鎖関節

縦断像

正常像

胸鎖関節（縦断像）

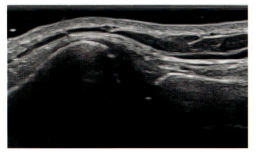
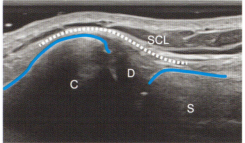

SCL：胸鎖靭帯，D：関節円板，C：鎖骨，S：胸骨

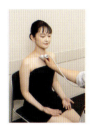
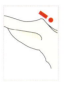

- 鎖骨近位部の前方よりプローブをあてる．
- 鎖骨と胸骨を描出する．
- 胸鎖関節は主に靭帯と関節円板で構成され，滑膜の存在はわずかである．

病的画像

Bモード 胸鎖関節滑膜肥厚・滑液貯留（縦断像）

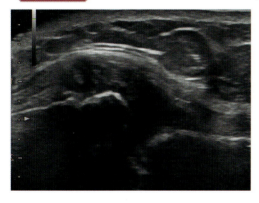
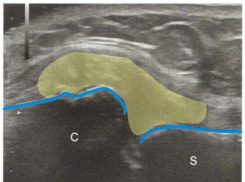

C：鎖骨，S：胸骨

パワードプラ 胸鎖関節炎（縦断像）

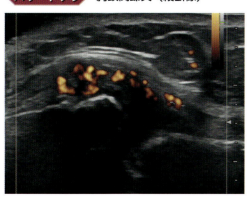

- 掌蹠膿疱症性骨関節症患者における胸鎖関節炎．
- Bモードでは，鎖骨の骨表不整，滑膜肥厚あるいは高度の滑液貯留，胸鎖靭帯の前方への突出を認める．
- パワードプラでは，胸鎖靭帯あるいは滑膜肥厚の中等度から高度の異常血流シグナルを認める．

memo
- ゼリーを十分量用いることにより，広い観察範囲を確保し，不要な圧迫を避ける．
- 胸鎖靭帯，滑膜肥厚，関節円板の区別はしばしば困難である．

Ⅱ 超音波検査で観察が推奨される部位

5 股関節

観察すべき部位

- **関節** 股関節

- **滑液包** 転子滑液包

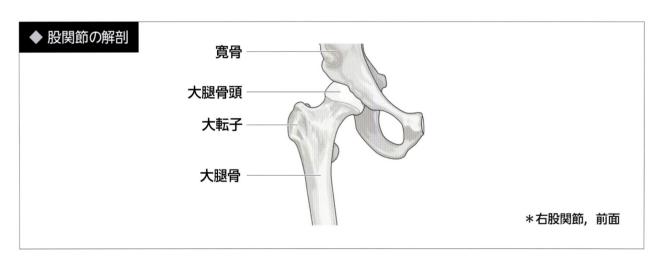

◆ 股関節の解剖

寛骨
大腿骨頭
大転子
大腿骨

＊右股関節，前面

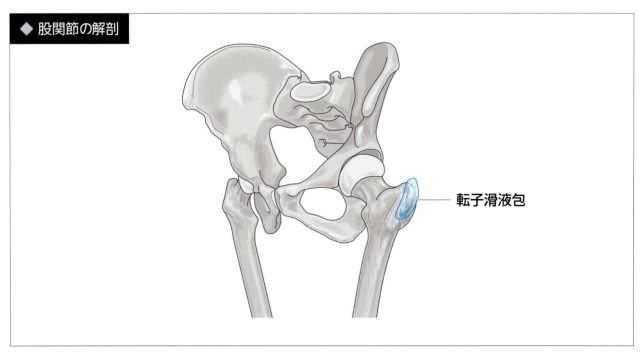

◆ 股関節の解剖

転子滑液包

観察の手順

1 股関節

体位：臥位（ベッドに仰向けになる）

- 臥位にて下肢を伸展し，股関節を軽度外旋した状態で観察する．前方より縦断像（大腿骨頚部に長軸）で観察する．
- プローブの角度は大腿骨頚部の傾きに合わせて遠位を外側に向けると観察しやすい．

リニアプローブ

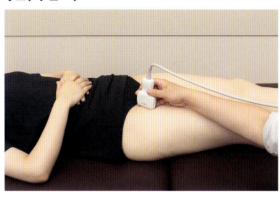

コンベックスプローブ

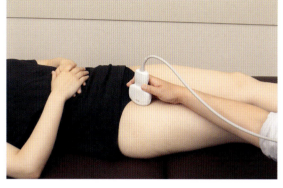

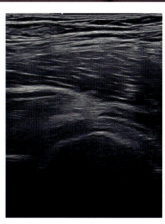

18 MHzリニアプローブの画像

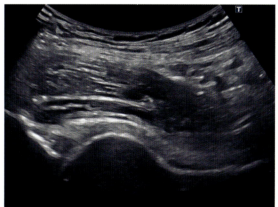

8 MHzコンベックスプローブの画像

図1 ● 臥位での撮像

股関節は深く幅の広い関節であるため，リニアプローブで観察が困難な場合にはコンベックスプローブを用いるとより見えやすくなることがある．

2 転子滑液包（側面）
体位：側臥位（観察部位を上にする）

側臥位にて股関節を軽度屈曲した状態で観察する．大転子上から前後方向に縦断像および横断像で観察する．

横断像 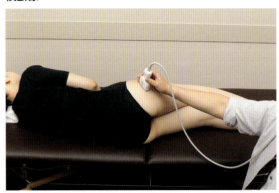 **縦断像**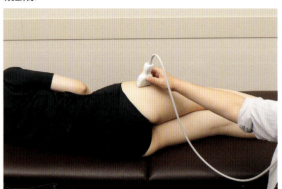

図2 ● 側臥位での撮像

1 股関節

正常像

股関節（前面／縦断像）

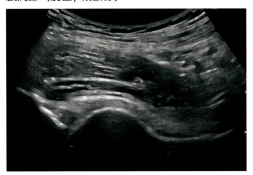
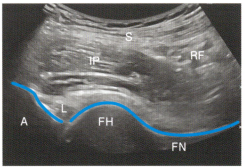

S：縫工筋，IP：腸腰筋，RF：大腿直筋，L：関節唇，
A：寛骨臼（寛骨），FH：大腿骨頭，FN：大腿骨頚部

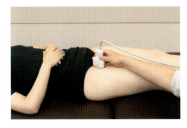
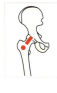

- 股関節前面に，大腿骨頚部の長軸方向に沿ってプローブをあてる．
- 寛骨の寛骨臼，ならびに大腿骨の骨頭と軟骨が描出される．
- 寛骨臼と大腿骨頭の間に関節唇と関節面が描出される．

病的画像

Bモード 股関節滑膜肥厚・滑液貯留（前面／縦断像）

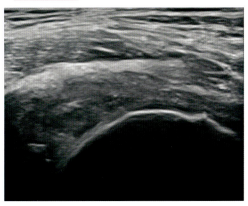
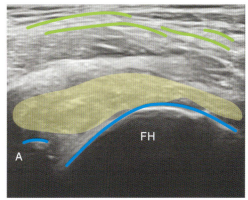

A：寛骨臼（寛骨），FH：大腿骨頭

パワードプラ 股関節滑膜炎（前面／縦断像）

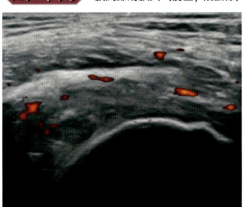

- 関節リウマチ患者における股関節内の滑膜炎．
- Bモードでは関節内に滑膜肥厚を認める．
- パワードプラでは滑膜内に異常血流シグナルがみられる．

memo
股関節をはじめとする深部の関節では距離がでることによってエコーが減衰するため，明らかな滑膜肥厚があっても血流シグナルがみられないこともある．

II 5 股関節

2-1 転子滑液包　側面　横断像

正常像

転子滑液包（側面/横断像）

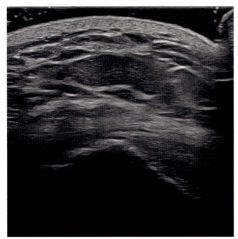
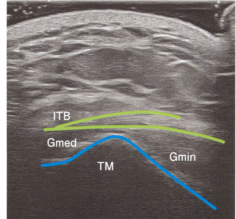
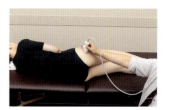
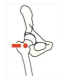

ITB：腸脛靭帯，Gmed：中殿筋，Gmin：小殿筋，
TM：大転子

- 正常では滑液包がはっきりと観察できることは少ない．

病的画像

Bモード　転子滑液包滑膜肥厚・滑液貯留（横断像）

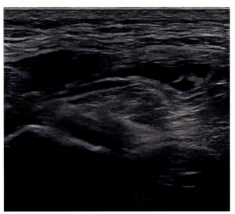

TM：大転子

パワードプラ　転子滑液包炎（横断像）

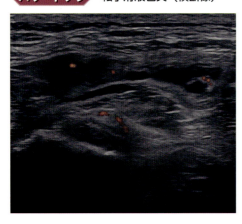

- リウマチ性多発筋痛症患者における転子滑液包炎．
- Bモードでは転子滑液包内に滑膜肥厚と滑液貯留を認める．
- パワードプラでは滑液包内の滑膜肥厚部位に異常血流シグナルがみられる．

2-2 転子滑液包

側面　縦断像

正常像

転子滑液包（側面/縦断像）

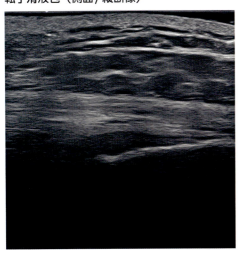
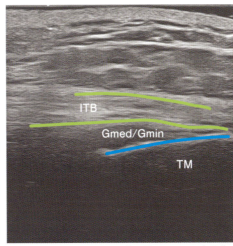
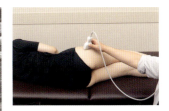

ITB：腸脛靱帯，Gmed：中殿筋，Gmin：小殿筋，TM：大転子

- 前方では小殿筋が，後方では中殿筋が観察される．
- 正常では滑液包がはっきりと観察できることは少ない．

病的画像

Bモード　転子滑液包滑膜肥厚・滑液貯留（縦断像）

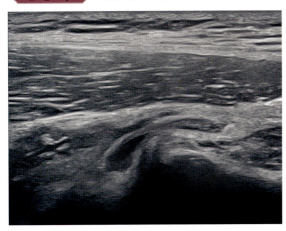

TM：大転子

パワードプラ　転子滑液包炎（縦断像）

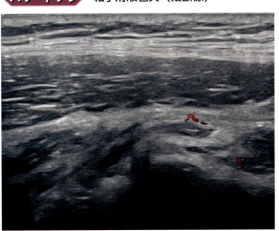

- リウマチ性多発筋痛症患者における転子滑液包炎．
- Bモードでは転子滑液包内に滑膜肥厚と滑液貯留を認める．
- パワードプラでは滑液包内の滑膜肥厚部位に異常血流シグナルがみられる．

II 超音波検査で観察が推奨される部位

6 膝関節

観察すべき部位

- **関節** 膝関節（膝蓋上嚢含む）
- **付着部** 大腿四頭筋腱，膝蓋靭帯
- **滑液包** 膝窩嚢胞（Baker嚢胞）
- **硝子軟骨** 大腿骨顆部

◆ 膝関節の解剖

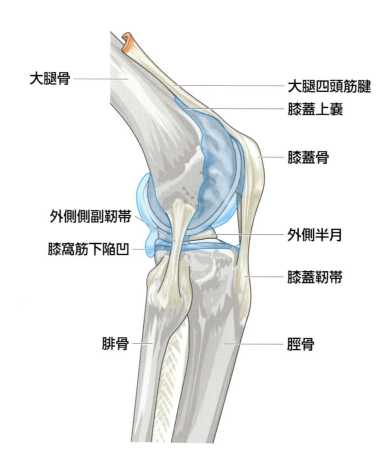

＊右膝，外側

◆ 膝関節の解剖

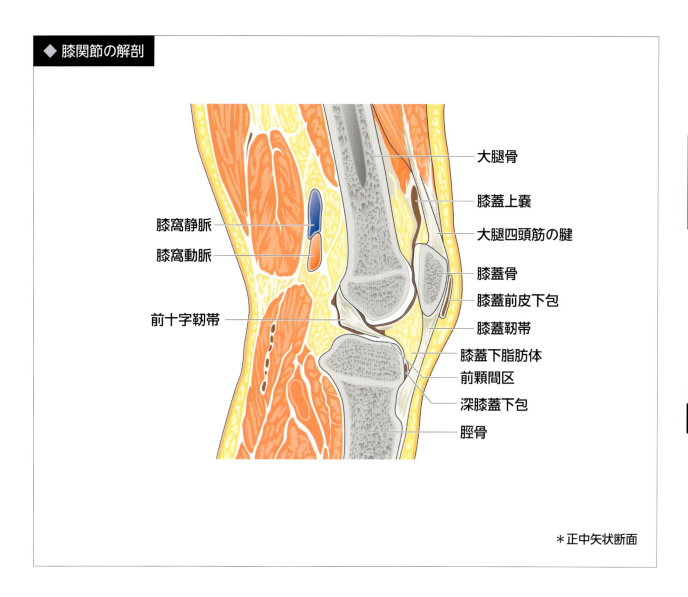

＊正中矢状断面

観察の手順
体位：臥位および腹臥位

❶臥位にて膝関節を約30°屈曲した状態で，膝蓋上窩，および関節面内側/外側を観察する．
❷腹臥位にて膝関節を進展し，膝窩の観察を行う．

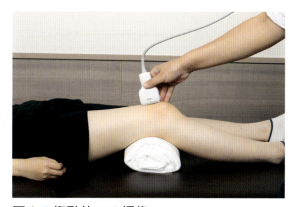

図1 ●仰臥位での撮像

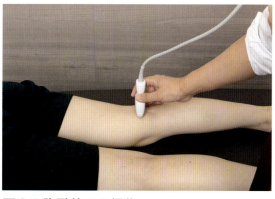

図2 ●腹臥位での撮像

1-1 膝関節（膝蓋上嚢） 縦断像

正常像

膝関節（膝蓋上窩/縦断像）

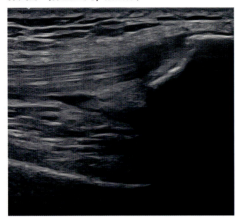
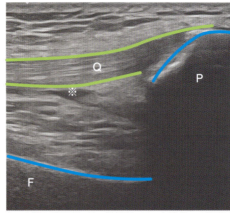
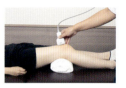
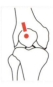

Q：大腿四頭筋腱，P：膝蓋骨，F：大腿骨，※膝蓋上嚢

- 仰臥位の状態で，膝蓋骨の近位側から大腿中央長軸方向にプローブをあてる．
- 膝蓋骨の近位側を捉えながら，大腿骨の縦断像を描出する．
- 大腿四頭筋腱の縦断面と膝蓋骨，大腿骨に囲まれた膝蓋上嚢を観察する．
- 正常像ではわずかに膝蓋上嚢を線状に認めるのみで，周囲は脂肪体が大半を占めている．プローブを平行に内外にずらすことにより全体を観察する．
- 膝を伸ばすように，大腿四頭筋を収縮してもらうことで，関節液の検出が容易となる．

病的画像

Bモード 膝関節滑膜肥厚・滑液貯留（膝蓋上窩/縦断像）

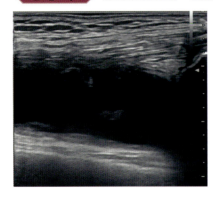
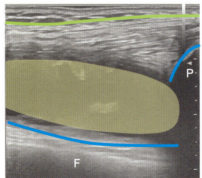

P：膝蓋骨，F：大腿骨

パワードプラ 膝関節滑膜炎（膝蓋上窩/縦断像）

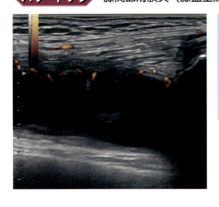

- 関節リウマチ患者における膝関節滑膜炎．
- Bモードでは低エコーを呈する高度の滑液貯留と等エコーを呈する絨毛様に増殖した滑膜肥厚を認める．
- パワードプラでは滑膜増殖像に一致して中等度の血流シグナルを認める．
- 周囲脂肪組織と関節包，滑膜との境界を明瞭に区別することはできないが，屈曲動作など動的な評価である程度は鑑別可能である．

memo

血流シグナルは体表に近く浅い部位で鋭敏に検出できる一方，膝関節など大関節の深部で検出することは困難である．軽度の血流の有無を確認するために膝関節側面に近い膝蓋上嚢の辺縁近くでパワードプラ法を行うのも有用である（図3：膝蓋上窩の外側辺縁横断像にて滑膜肥厚に一致して中等度の血流シグナルを認める）．

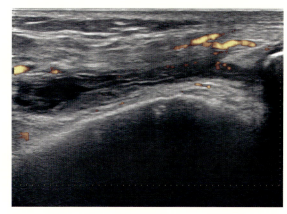
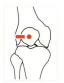

図3●膝蓋上嚢の外側辺縁像

II 6 膝関節

1-2 膝関節（膝蓋上嚢） 横断像

正常像

膝関節（膝蓋上窩／横断像）

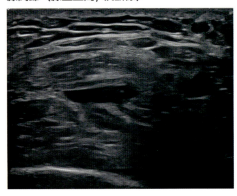
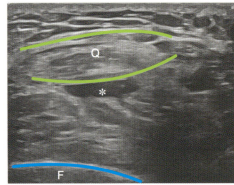
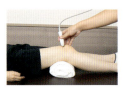

Q：大腿四頭筋腱，F：大腿骨，＊：滑液

- プローブを膝蓋骨の近位にて，大腿骨に対し短軸方向にあて横断面を描出する．
- 皮下には大腿四頭筋を認め，大腿骨との間には脂肪組織に囲まれて生理的範囲内の滑液をわずかに認める．
- 微量の滑液は横断面のみでの評価は困難であるため，縦断面で関節包の部位を同定のうえプローブを 90°回転させる．その後，内外側にプローブを平行にずらして全体を観察する．

病的画像

Bモード 膝関節滑膜肥厚・滑液貯留（膝蓋上窩／横断像）

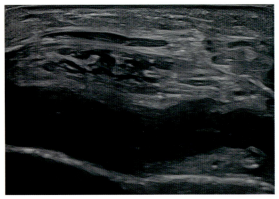
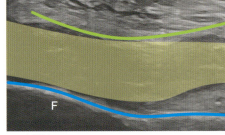

F：大腿骨

パワードプラ 膝関節滑膜炎（膝蓋上窩／横断像）

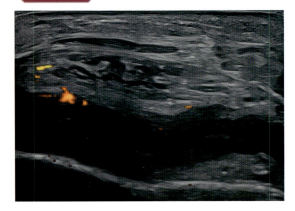

- 関節リウマチ患者における膝関節滑膜炎．
- Bモードでは中等度の滑液貯留と中等度の滑膜肥厚を認める．膝蓋上嚢は画面の両側を越えて広がっている．
- パワードプラでは滑膜増殖像に一致して軽度の点状血流シグナルを認める．
- 周囲脂肪組織と関節包，滑膜との境界を明瞭に区別することはできないが，屈曲動作など動的な評価である程度は鑑別可能である．

memo
少量の滑液貯留は圧迫により検出できなくなるため，圧迫を解除したり，検者がプローブの対側から圧迫したりすることにより確認する．滑液貯留は膝蓋上嚢の内側，外側に限局していることがあるので縦断像，横断像ともにプローブをずらしながら全体を観察することを忘れないこと．

2 膝関節

正常像

膝関節（内側/縦断像）

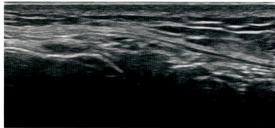

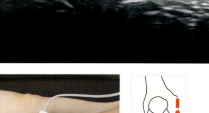

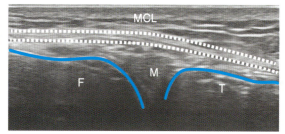

MCL：内側側副靱帯，M：内側半月，F：大腿骨，T：脛骨

- 内側顆の位置で長軸方向にプローブをあてる．
- 画面左側に大腿骨，右側に脛骨の骨皮質を線状に描出する．
- 関節の体表側には内側側副靱帯が観察され，関節裂隙には内側半月が三角形の等ないし高エコー像として描出され，その両側には軟骨を認める．

病的画像

Bモード 膝関節滑膜肥厚・滑液貯留（内側/縦断像）

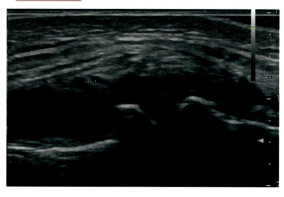

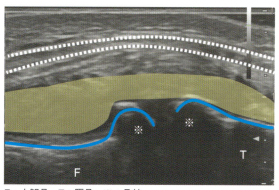

F：大腿骨，T：脛骨，※：骨棘

パワードプラ 膝関節滑膜炎（内側/縦断像）

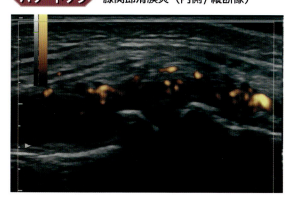

- 関節リウマチ患者における膝関節滑膜炎．
- Bモードでは骨皮質に沿って中等度の滑膜肥厚，滑液貯留を認める．
- パワードプラでは滑膜肥厚に一致した中等度の血流シグナルを伴う．
- 内側半月に隣接して骨棘が形成されている．
- 他の関節と同様，滑膜病変の分布は不均一であるため，伸側，屈側にプローブを移動させ，さらに必要に応じ横断像も観察する．

II 6 膝関節

3 膝関節 外側 縦断像

正常像

膝関節（外側/縦断像）

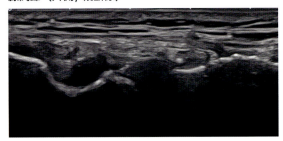
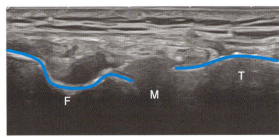

M：外側半月，F：大腿骨，T：脛骨

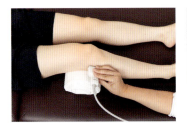
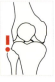

- 外側上顆の位置で長軸方向にプローブをあて，画面左側に大腿骨，右側に脛骨の骨皮質を線状に描出する．
- 関節裂隙には外側半月が三角形の等ないし高エコー像として描出される．さらに屈側にプローブをずらすことで腓骨に停止する外側側副靱帯が描出される．

病的画像

Bモード 膝関節滑膜肥厚・滑液貯留（外側/縦断像）

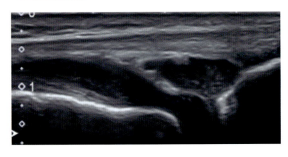
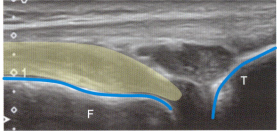

F：大腿骨，T：脛骨

パワードプラ 膝関節滑膜炎（外側/縦断像）

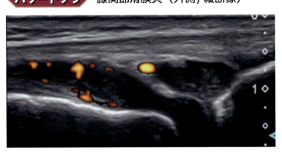

- 関節リウマチ患者における膝関節滑膜炎．
- Bモードでは骨皮質に沿って中等度の滑膜肥厚，滑液貯留を認める．
- パワードプラでは中等度の血流シグナルが散見される．
- 他の関節と同様，滑膜病変の分布は不均一であるため伸側，屈側にプローブを移動させ，さらに必要に応じ横断像も観察する．

4 大腿四頭筋腱付着部

正常像

大腿四頭筋腱付着部（伸側/縦断像）

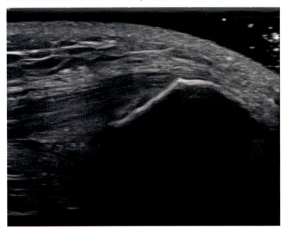

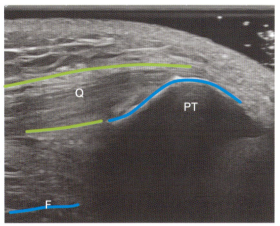

Q：大腿四頭筋腱，PT：膝蓋骨，F：大腿骨

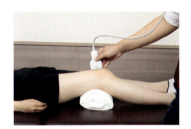

- 膝を軽度屈曲位の状態で膝蓋骨近位へ長軸方向にプローブを当てる．
- 大腿四頭筋腱はfibrillar patternを呈する．異方性（アニソトロピー）の影響が出やすく，膝を軽度屈曲位にした方がより明瞭に描出できる．

病的画像

Bモード 大腿四頭筋腱付着部肥厚

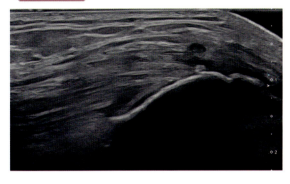

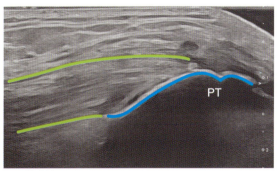

PT：膝蓋骨

パワードプラ 大腿四頭筋腱付着部炎

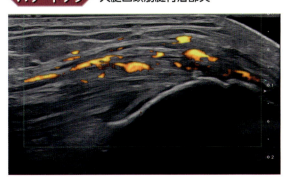

- 乾癬性関節炎患者における大腿四頭筋腱付着部炎．
- Bモードでは付着部周辺における大腿四頭筋腱の肥大とエコー輝度の低下を認める．
- パワードプラでは，大腿四頭筋腱付着部における中等度の血流シグナルを認める．
- 血流シグナル観察時は，腱の張りを緩めることで検出感度が上昇する．

5 膝蓋靭帯近位付着部

正常像

膝蓋靭帯近位付着部（伸側/縦断像）

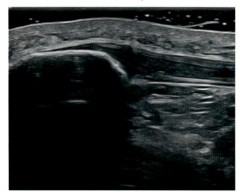
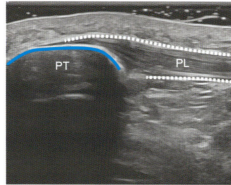
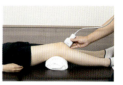
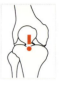

PL：膝蓋靭帯, PT：膝蓋骨

- 膝を軽度屈曲位の状態で膝蓋骨遠位へ長軸方向にプローブを当てる．
- 膝蓋靭帯はfibrillar patternを呈する．異方性（アニソトロピー）の影響が出やすく，膝を軽度屈曲位にした方がより明瞭に描出できる．

病的画像

Bモード 膝蓋靭帯付着部肥厚

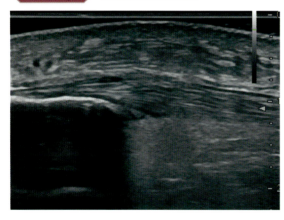
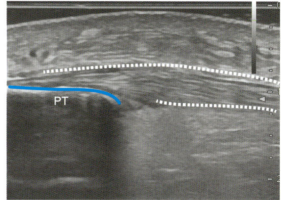

PT：膝蓋骨

パワードプラ 膝蓋靭帯付着部炎

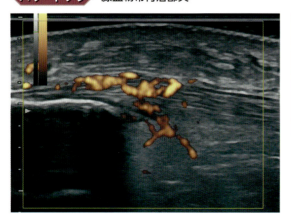

- 乾癬性関節炎患者における膝蓋靭帯付着部炎．
- Bモードでは膝蓋靭帯の付着部周辺における軽度肥大とエコー輝度の低下を認める．
- パワードプラでは，膝蓋靭帯付着部における高度の血流シグナルを認める．
- 血流シグナル観察時は，靭帯の張りを緩めることで検出感度が上昇する．

6 膝蓋靱帯遠位付着部

正常像

膝蓋靱帯遠位付着部（伸側/縦断像）

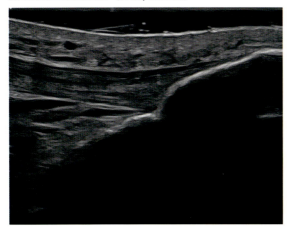
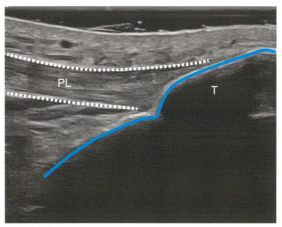

PL：膝蓋靱帯，T：脛骨

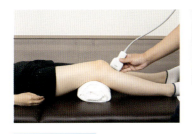
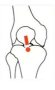

- 膝を軽度屈曲位の状態で膝蓋靱帯遠位部ならびに脛骨粗面へ長軸方向にプローブを当てる．
- 深膝蓋下滑液包がみられる場合がある．

病的画像

Bモード　膝蓋靱帯付着部肥厚

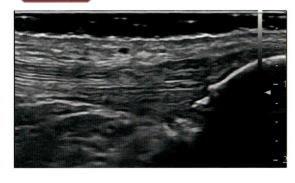
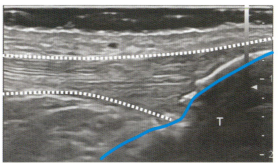

T：脛骨

パワードプラ　膝蓋靱帯付着部炎

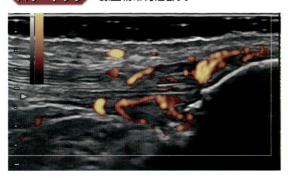

- 乾癬性関節炎患者における膝蓋靱帯付着部炎．
- Bモードでは膝蓋靱帯の付着部周辺における軽度肥大とエコー輝度の低下ならびに骨不整・骨びらんを認める．
- パワードプラでは，膝蓋靱帯付着部における高度の血流シグナルを認める．
- 血流シグナル観察時は，靱帯の張りを緩めることで検出感度が上昇する．

II 6 膝関節

7 膝窩嚢胞（Baker嚢胞）

屈側 横断像

正常像

膝関節（屈側/横断像）

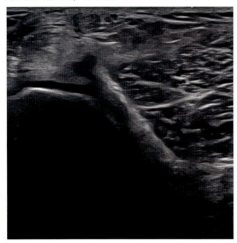
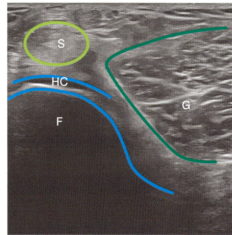
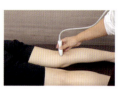

F：大腿骨内側顆，HC：硝子軟骨，S：半膜様筋腱，G：腓腹筋内側頭

- 膝窩の位置で大腿骨の短軸方向にプローブをあて，横断面を観察する．
- 内外側顆を目安にプローブを平行移動させる．骨皮質直上には低エコーの関節軟骨が描出される．
- 大腿骨内側顆，腓腹筋内側頭，半膜様筋腱の位置を把握する．
- 膝窩から膝関節屈側を観察する際，深部の観察が通常のリニア型プローブでは困難なことが多く，全体像を観察するためには，周波数の低いプローブを用いる必要がある．

病的画像

Bモード 膝窩嚢胞滑膜肥厚・滑液貯留（屈側/横断像）

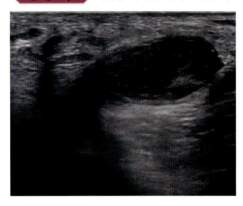
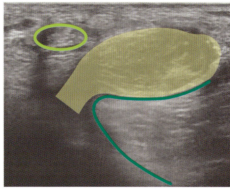

パワードプラ 膝窩嚢胞（Baker嚢胞，屈側/横断像）

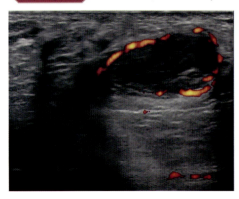

- 関節リウマチにおける膝窩嚢胞（Baker嚢胞）．
- 膝窩嚢胞は膝窩に生じる占拠性病変の大半を占め，炎症性疾患以外の原因でも生じるが関節リウマチでもしばしば認められる．
- 大腿骨内側顆を目安に横断像を描出し，嚢胞が半膜様筋腱と腓腹筋内側頭の間を通じて関節腔と交通することを確認する．
- 関節滑膜炎と同様，強い炎症を伴う場合は滑膜の肥厚増殖やモザイク状エコーを呈する滑液貯留，血流シグナルを伴う．

8 大腿骨顆部硝子軟骨

正常像

大腿骨顆部硝子軟骨（伸側 / 横断像）

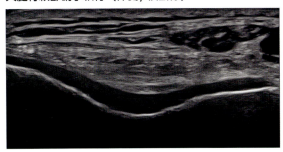
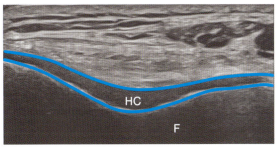

F：大腿骨，HC：硝子軟骨

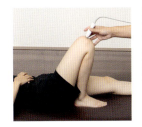

- 膝最大屈曲位で膝蓋骨内側へ短軸方向にプローブをあてる．
- 骨皮質直上には低エコーの関節軟骨が描出される．

病的画像

Bモード 大腿骨顆部硝子軟骨内結晶沈着（伸側 / 横断像）

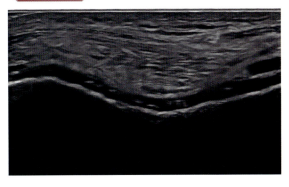
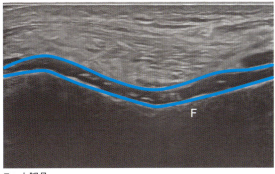

F：大腿骨

- ピロリン酸カルシウム結晶沈着症における結晶沈着．
- ピロリン酸カルシウム結晶沈着症では，硝子軟骨内にピロリン酸カルシウム結晶が高輝度の点状スポットとして描出される．

memo

痛風では，硝子軟骨の表層縁にしばしば異常な高エコー帯が描出され，double contour sign と呼ばれる．

double contour sign は，超音波の入射角とは無関係に描出され，不整あるいは不連続に描出されることもあるため，軟骨境界面の高エコー帯と区別できることが多い．

参考文献
Gutierrez M, et al：International Consensus for ultrasound lesions in gout: results of Delphi process and web-reliability exercise. Rheumatology, 54：1797-1805, 2015（PMID：25972391）

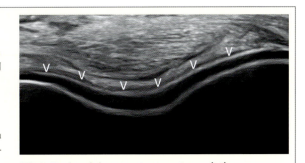

図4 ● double contour sign（V）

II 超音波検査で観察が推奨される部位

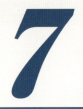

足関節／足趾

観察すべき部位

- **関節** 距腿関節，中足趾節間関節（MTP関節）

- **腱鞘** 前方：伸筋腱群（前脛骨筋腱，長母趾伸筋腱，長趾伸筋腱）
  内側：後脛骨筋腱（内側屈筋腱群）
  外側：長腓骨筋腱，短腓骨筋腱

◆ 足関節の解剖

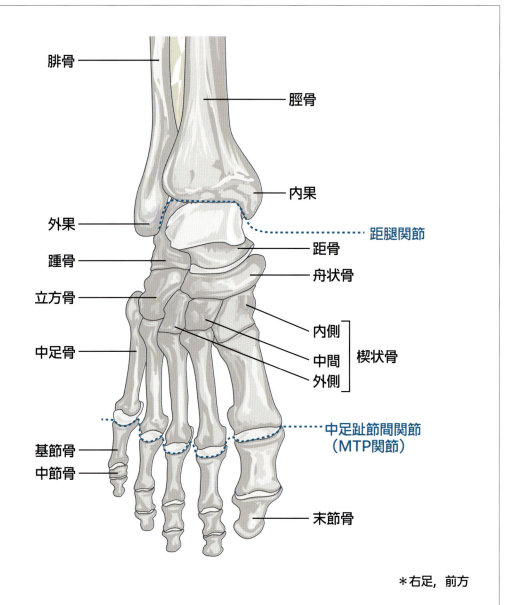

＊右足，前方

◆ 足関節の解剖

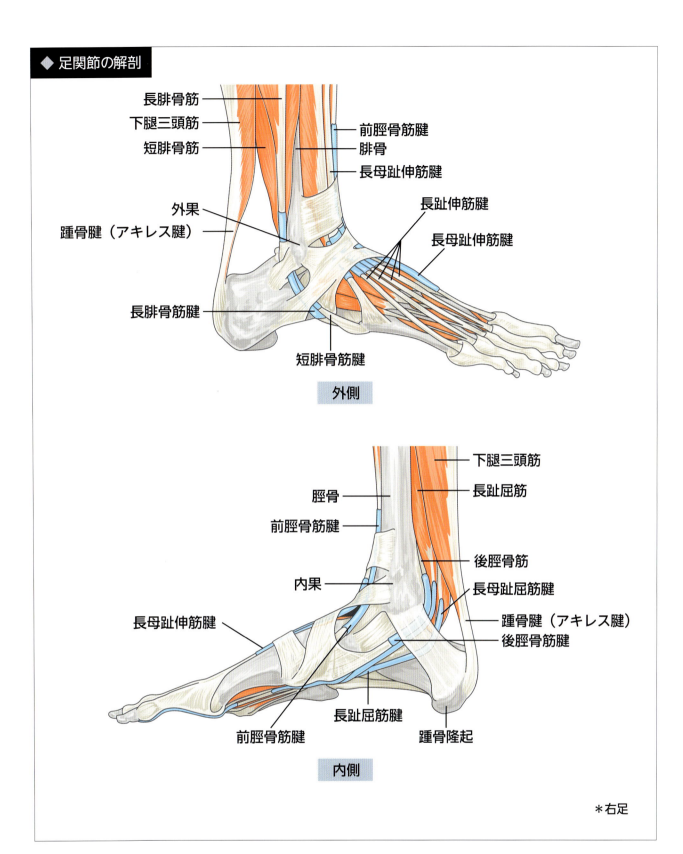

観察の手順

1 足関節の観察
体位：臥位

❶ 臥位にて膝関節を屈曲し，足底をベッドに付けた状態で，伸側より各関節，腱鞘を縦断像および横断像で観察する．

❷ また，内側および外側より腱鞘を縦断像および横断像で観察する．

2 足趾の観察
体位：臥位

● 臥位にて膝関節を屈曲し，足底をベッドにつけた状態で，足背より中足趾節間関節（MTP関節）を縦断像および横断像で観察する．

3 踵骨周囲付着部の観察
体位：腹臥位

● 腹臥位にて膝関節を伸展し，足関節は軽度底屈位で観察する．

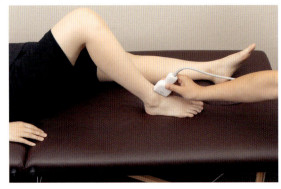

図1 ● 臥位での撮像（足関節）

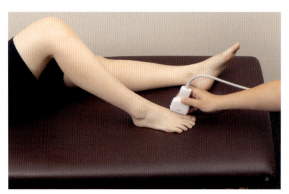

図2 ● 臥位での撮像（足趾）

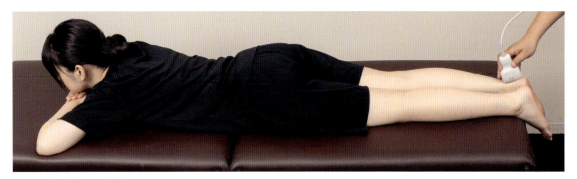

図3 ● 腹臥位での撮像

1 足関節

正常像

距腿関節（前面/縦断像）

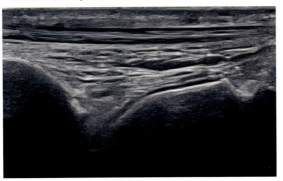
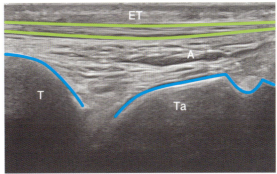

T：脛骨，Ta：距骨，A：足背動脈，ET：伸筋腱

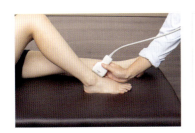

- 足関節前方正中で長軸方向にプローブをあて距腿関節を観察する．
- 脛骨と距骨が描出され逆三角形の関節裂隙を形成する．
- 足背動脈や前脛骨筋腱，長母趾伸筋腱，長趾伸筋腱の縦断像を確認しながら内外側にプローブを移動し，観察する．
- 健常者では骨表に低エコー像を呈する軟骨を確認でき，体表の腱と脛骨，距骨の間は脂肪体で占められる．

病的画像

Bモード 距腿関節滑膜肥厚・滑液貯留（前面/縦断像）

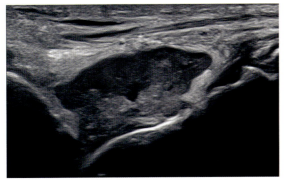
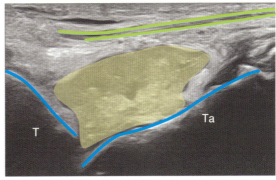

T：脛骨，Ta：距骨

パワードプラ 距腿関節滑膜炎（前面/縦断像）

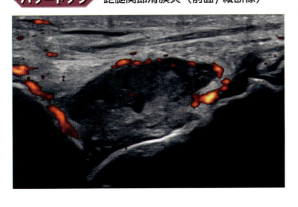

- 関節リウマチ患者における距腿関節滑膜炎．
- 正常像より外側寄りにプローブをあてた距腿関節縦断像である．
- Bモードでは脛骨から距骨滑車を越え距骨頚部まで高度の滑膜肥厚を認める．
- パワードプラでは点状の中等度の血流シグナルを伴う．
- 血流シグナルを評価する際に前脛骨動脈が描出される断面から側方にプローブをずらすことにより，血管によるアーチファクト（多重反射）を回避し適切に血流を検出する．

Ⅱ 7 足関節／足趾

memo

距腿関節の観察に続き，足趾の長軸方向にプローブをあてたまま正中からやや内側寄り，遠位にずらしてゆくと，距骨，舟状骨，楔状骨が連続して描出される．健常者でも軽度の滑液貯留，滑膜肥厚を認めることがあるため軽度の滑膜病変は非特異的なものと判定する（図4：関節リウマチ患者の距舟関節滑膜炎）．一方，距骨下（距踵）関節は関節リウマチでしばしば罹患する関節であるが，体表からの触知が困難であり超音波検査でも全体の観察が困難である．足関節外側で下腿長軸方向にあてたプローブを腓骨の前方にずらしていくことにより距骨と踵骨の関節面が一部描出できる（図5）．また体表から深い位置ではあるが後方からの観察も可能である．

Bモード

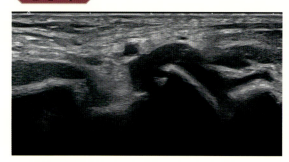 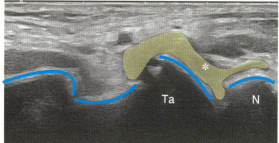

Ta：距骨，N：舟状骨

パワードプラ

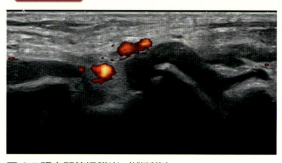 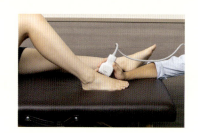

図4 ● 距舟関節滑膜炎（縦断像）

Bモード

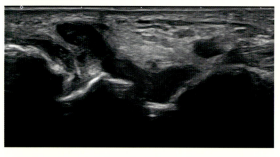 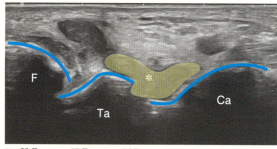

F：腓骨，Ta：距骨，Ca：踵骨

パワードプラ

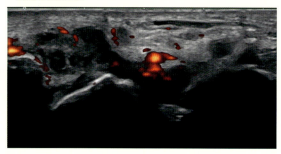 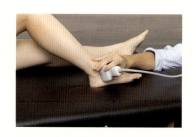

図5 ● 距骨下（距踵）関節滑膜炎（外側）

2 伸筋腱群

正常像

伸筋腱群（横断像）

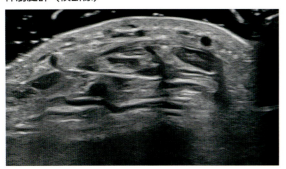
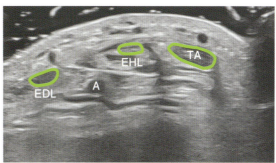

EDL：長趾伸筋腱，EHL：長母趾伸筋腱，
TA：前脛骨筋腱，A：足背動脈

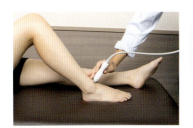

- 足関節を縦断像で観察した後，距骨滑車を中心に90°プローブを回転し横断像を描出する．
- 距骨の横断面が描出される．
- 距骨の前方には内側から前脛骨筋腱，長母趾伸筋腱，足背動脈，長趾伸筋腱の横断面を観察できる．

病的画像

Bモード　伸筋腱群滑膜肥厚・滑液貯留（横断像）

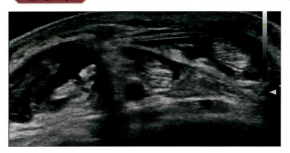
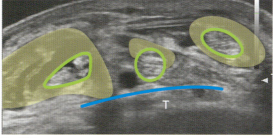

T：脛骨

パワードプラ　伸筋腱群滑膜炎（横断像）

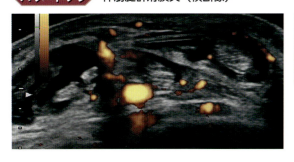

- 関節リウマチ患者における伸筋腱群滑膜炎．
- Bモードでは前脛骨筋腱，長母指伸筋腱，長趾伸筋腱腱鞘内に中等度の滑液貯留，滑膜肥厚を認める．
- パワードプラにて腱鞘に軽度の血流シグナルを認める．

3 内側屈筋腱群（後脛骨筋腱） 内側 横断像

正常像

内側屈筋腱群（後脛骨筋腱，横断像）

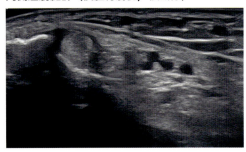
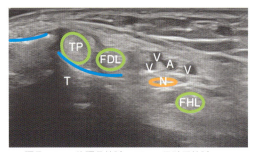

T：脛骨，TP：後脛骨筋腱，FDL：長趾屈筋腱
FHL：長母趾屈筋腱，A：後脛骨動脈，V：静脈，N：神経

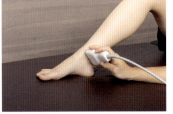

- 内果の後方で下腿の短軸方向にプローブをあてる．
- 前方に脛骨の骨皮質が内果の隆起を形成して描出される．
- 内果の後方には，前方から後脛骨筋腱，長趾屈筋腱，後脛骨動脈と静脈，神経を挟み長母趾屈筋腱が描出される．
- アニソトロピーのため，3本の腱を1つの断面で明確に描出することは困難である．腱の横断面を観察しつつ内果の下を通過して足関節内側，足部内側まで腱の走行を追うことができる．

病的画像

Bモード 後脛骨筋腱鞘滑膜肥厚・滑液貯留（横断像）

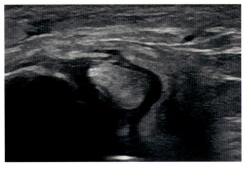
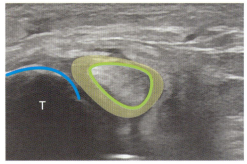

T：脛骨

パワードプラ 後脛骨筋腱鞘滑膜炎（横断像）

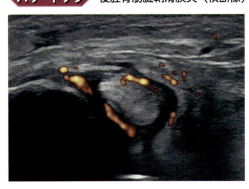

- 関節リウマチ患者における後脛骨筋腱鞘滑膜炎．
- Bモードにて後脛骨筋腱の腱鞘内に中等度の滑膜肥厚，滑液貯留を認め腱鞘がリング状を呈している．
- パワードプラにて腱鞘と腱に一致して中等度の血流シグナルを認める．

|memo|

- Bモードにて後脛骨筋腱は腫大しfibrillar patternの不整像を呈し，中等度の滑膜肥厚と滑液貯留を周囲の腱鞘内に認める．
- パワードプラにて腱鞘と腱に一致して中等度の血流シグナルを認める．

Bモード

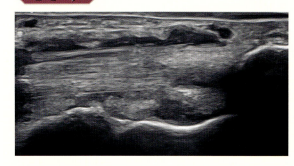

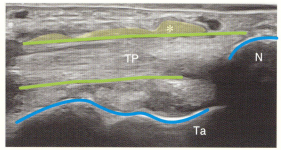

Ta：距骨，N：舟状骨

パワードプラ

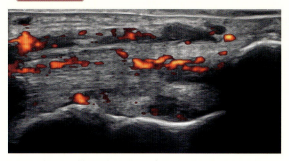

図6 ●後脛骨筋腱鞘滑膜炎（縦断像）

II 7 足関節/足趾

4-1 長短腓骨筋腱

 外側 横断像

正常像

長短腓骨筋腱（横断像）

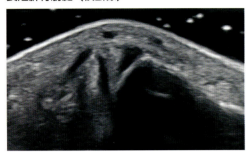
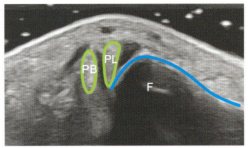

PB：短腓骨筋腱，PL：長腓骨筋腱，F：腓骨

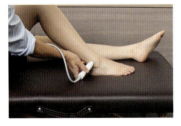
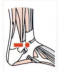

- 外果の後方で下腿の短軸方向にプローブをあてる．
- 外果の横断面が描出される．
- 腓骨から長腓骨筋腱，短腓骨筋腱が隣り合って描出される．
- 横断面を観察しつつ遠位に走行を追うと，足部では短腓骨筋腱が前方（足背側）に観察される．外果後方で腱の横断面を観察しつつ外果の下を通過して足部外側まで走行を追うことができる．

病的画像

Bモード 長短腓骨筋腱鞘滑膜肥厚・滑液貯留（横断像）

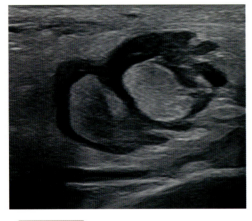
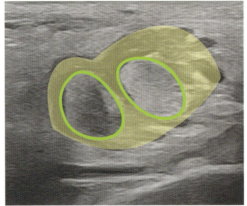

パワードプラ 長短腓骨筋腱鞘滑膜炎（横断像）

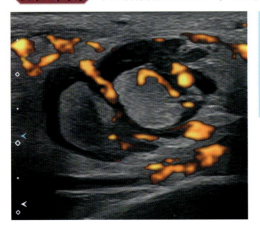

- 関節リウマチ患者における長短腓骨筋腱鞘滑膜炎．
- 外果より遠位での観察像である．
- Bモードにて長腓骨筋腱周囲に腱鞘内の中等度の滑液貯留，滑膜肥厚を認める．
- パワードプラにて腱鞘内，腱内に中等度の血流シグナルが散見される．

4-2 長短腓骨筋腱

外側 縦断像

正常像

Bモード 長短腓骨筋腱（縦断像）

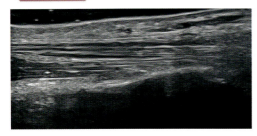
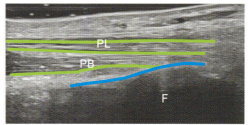

PL：長腓骨筋腱，PB：短腓骨筋腱，F：腓骨

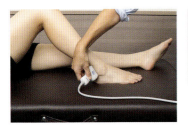

- 外果の後方で下腿の短軸方向にプローブをあて腱の横断面を描出後，90°回転し腱の長軸方向にプローブを走査する．
- 外果を確認後，後下方を通って腱を末梢まで描出する．

病的画像

Bモード 長腓骨筋腱鞘滑膜肥厚・滑液貯留（縦断像）

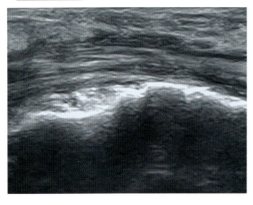
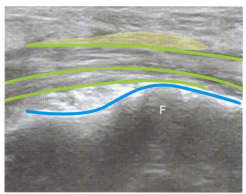

F：腓骨

パワードプラ 長腓骨筋腱鞘滑膜炎（縦断像）

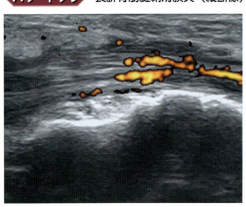

- 関節リウマチ患者における長腓骨筋腱鞘滑膜炎．
- 正常像よりやや遠位での観察像である．
- Bモードにて長腓骨筋腱周囲に中等度の腱鞘内の滑液貯留，滑膜肥厚を認める．
- パワードプラにて腱鞘内，腱内に中等度の血流シグナルを認める．

II 7 足関節/足趾

5 アキレス腱踵骨付着部 【縦断像】

正常像

アキレス腱踵骨付着部（後面/縦断像）

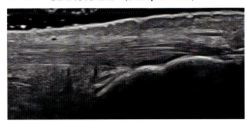
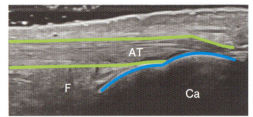

F：脂肪体，AT：アキレス腱，Ca：踵骨

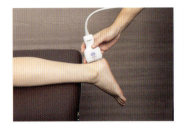
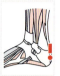

- アキレス腱遠位正中で長軸方向にプローブをあて観察する．
- 付着部近位の脂肪体まで含めて観察する．
- 踵骨後部滑液包が見られる場合がある．

病的画像

Bモード アキレス腱踵骨付着部炎（縦断像）

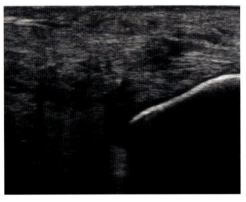
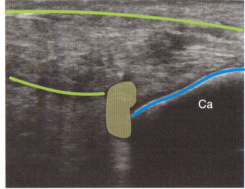

Ca：踵骨

パワードプラ アキレス腱踵骨付着部炎（縦断像）

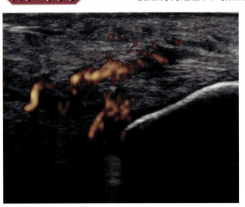

- 関節リウマチ患者におけるアキレス腱踵骨付着部炎．
- Bモードでは踵骨滑液包部の滑液貯留とアキレス腱の一部でfibrillar patternの消失が確認できる．
- パワードプラでは中等度の血流シグナルを認める．

6 足底腱膜踵骨付着部 【縦断像】

正常像

足底腱膜踵骨付着部（足底面/縦断像）

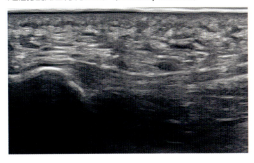
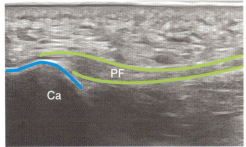

Ca：踵骨，PF：足底腱膜

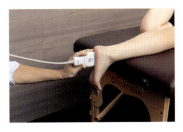

・足底腱膜近位，正中やや内側で長軸方向にプローブをあて観察する．

病的画像

Bモード 滑液包の滑膜肥厚・滑液貯留（縦断像）

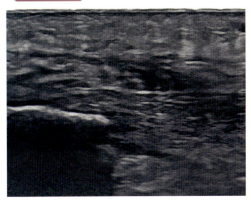
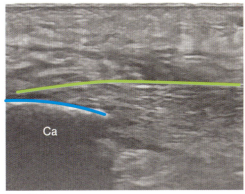

Ca：踵骨

パワードプラ 足底腱膜踵骨付着部炎，滑液包炎（縦断像）

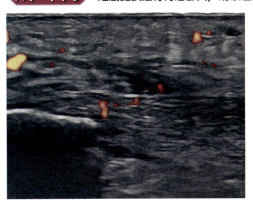

・乾癬性関節炎患者における足底腱膜踵骨付着部炎．
・乾癬性関節炎患者でBモードにて滑液包の軽度の滑膜肥厚・滑液貯留を認める．
・パワードプラにて滑液包内，腱内に軽度の血流シグナルが散見される．
・足底からの観察では，分厚い脂肪組織の影響によってBモードでは観察が難しくなり，パワードプラでは血流シグナルが減衰することを念頭におき評価する．

II 7 足関節/足趾

7 中足趾節間関節（MTP関節） 背側 縦断像

正常像

第2趾MTP関節（背側/縦断像）

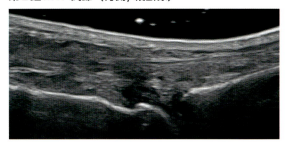
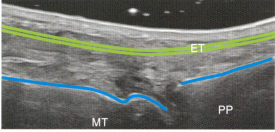

MT：中足骨，PP：基節骨，ET：伸筋腱

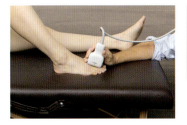

- MTP関節背側正中において長軸方向にプローブをあてる．
- 中足骨と基節骨の骨皮質を描出する．
- 体表側には伸筋腱の縦断像が観察できる．関節裂隙には低エコー像を呈する関節軟骨が観察され，MTP関節には少量の滑液を認める．
- 健常者でも少量の滑液貯留，滑膜肥厚を認めることはしばしばで特に第1趾MTP関節で頻度が高い．他のMTP関節や対側の関節との比較，パワードプラ法も有用である．

病的画像

Bモード 第2趾MTP関節滑膜肥厚・滑液貯留（背側/縦断像）

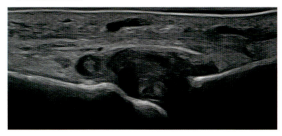
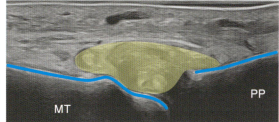

MT：中足骨，PP：基節骨

パワードプラ 第2趾MTP関節滑膜炎（背側/縦断像）

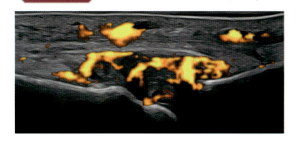

- 関節リウマチ患者における第2趾MTP関節滑膜炎．
- Bモードでは高度の滑膜肥厚と滑液貯留を認める．
- パワードプラでは高度の血流シグナルを認める．

memo

Bモード

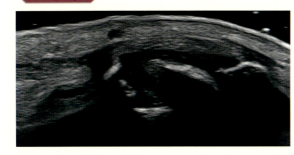
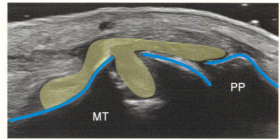

MT：中足骨，PP：基節骨

パワードプラ

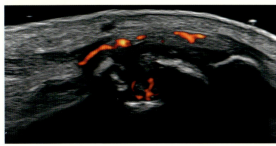

図7 ● 第5趾MTP関節滑膜炎・骨びらん（縦断像）

・第5趾MTP関節の外底側は骨びらんの検出頻度の高い部位だが，健常者でも骨端に陥凹を認めるため骨びらんとの区別に留意する．

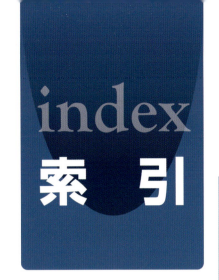

索引

欧文

A・B・D

A1 pulley — 41
Baker囊胞 — 92,102
Bモード法 — 18
DIP関節 — 30,37
DIP関節滑膜炎 — 37,38

E・F・I・M

EULAR — 25
fibrillar pattern — 23,40,77,81,82,99,100
IP関節 — 30
MCP関節 — 30,33,34
MCP関節滑膜炎 — 33,34
MTP関節 — 104

O・P・S

OMERACT — 22
peritenon extensor tendon inflammation — 38
PIP関節 — 30,35,36
PIP関節滑膜炎 — 35,36
PTI — 38
SDM — 16

和文

あ

アキレス腱踵骨付着部炎 — 114
アニソトロピー — 40,76,100
異方性 — 40,76,100
遠位指節間関節 — 30,37
遠位橈尺関節 — 43,52
遠位橈尺関節滑膜炎 — 52

か

画像表示方法 — 20
滑液貯留 — 22
滑膜炎 — 22
滑膜肥厚 — 22
関節滑膜炎 — 25
完全断裂 — 82
基節骨 — 30
胸鎖関節 — 73
胸鎖関節炎 — 85
共通屈筋腱付着部 — 62,71
共通屈筋腱付着部炎 — 71
共通伸筋腱付着部 — 62,70
共通伸筋腱付着部炎 — 70
棘上筋腱 — 73
距舟関節滑膜炎 — 108
距腿関節 — 104,107
距腿関節滑膜炎 — 107
近位指節間関節 — 30,35,36
屈筋腱 — 40,42
屈筋腱群 — 59
ゲイン — 18,19
肩甲下筋腱 — 73
肩甲下筋腱炎 — 81
肩甲上腕関節 — 73
肩甲上腕関節滑膜炎 — 83
肩鎖関節 — 73
肩鎖関節炎 — 84
腱鞘滑膜炎 — 22
肩峰下滑液包 — 73
肩峰下滑液包炎 — 80
後脛骨筋腱鞘滑膜炎 — 110
後脛骨筋腱(内側屈筋腱群) — 104
股関節 — 86,89
股関節滑膜炎 — 89
骨びらん — 22
固有示指伸筋腱 — 43
固有小指伸筋腱 — 43

さ

三角筋下滑液包 — 73
三角筋下滑液包炎 — 76,77,79
三角線維軟骨複合体 — 43
指屈筋腱鞘滑膜炎 — 40,42
指節間関節 — 30
膝蓋上囊 — 92,94,96
膝蓋靭帯 — 92
膝蓋靭帯遠位付着部 — 101
膝蓋靭帯近位付着部 — 100
膝蓋靭帯付着部炎 — 100,101
膝窩囊胞 — 92,102
疾患活動性評価 — 16
膝関節 — 92,97,98
膝関節滑膜炎 — 94,96,97,98
尺側手根伸筋腱 — 43,57,58
尺側手根伸筋腱鞘滑膜炎 — 57,58
尺骨遠位端 — 43,50
尺骨遠位端滑膜炎 — 50
手関節屈筋腱鞘滑膜炎 — 59
手関節伸筋腱鞘滑膜炎 — 54,55,56
手根間関節 — 43,47,49,50
手根管症候群 — 60,61
手根骨 — 43,49
手根中手関節 — 43,47,49
手指屈筋腱 — 30
手指伸筋腱 — 30
上腕三頭筋腱付着部 — 72
上腕三頭筋付着部 — 62
上腕三頭筋付着部炎 — 72
上腕二頭筋腱鞘滑膜炎 — 76,77
上腕二頭筋長頭の腱 — 73
伸筋腱 — 38,39
伸筋腱炎 — 39
伸筋腱群滑膜炎 — 109
深指屈筋腱 — 43
スコアリング法 — 25
正中神経 — 43,60,61
前脛骨筋腱 — 104
浅指屈筋腱 — 43
足底腱膜踵骨付着部炎 — 115
速度レンジ — 19

た

第I腱区画 — 54

第1手根中手関節	53	
第1手根中手関節滑膜炎	53	
第Ⅱ腱区画	55	
第2趾MTP関節滑膜炎	116	
第Ⅲ～Ⅴ腱区画	56	
第5趾MTP関節滑膜炎・骨びらん	117	
第Ⅵ腱区画	57,58	
大腿骨顆部	92	
大腿骨顆部硝子軟骨	103	
大腿四頭筋腱	92	
大腿四頭筋腱付着部	99	
大腿四頭筋腱付着部炎	99	
ダイナミックレンジ	18,19	
短橈側手根伸筋	43	
短腓骨筋腱	104,112,113	
短母指伸筋腱	43	

中手骨	30
中手指節関節	30,33,34
中節骨	30
中足趾節間関節	104
肘頭窩	62
超音波検査の意義	16
長趾伸筋腱	104
長短腓骨筋腱鞘滑膜炎	112,113
長橈側手根伸筋腱	43
長腓骨筋腱	104,112,113
長母指伸筋腱	43
長母趾伸筋腱	104
転子滑液包	90
転子滑液包炎	90,91
橈骨手根関節	43,47,49
橈骨手根関節・手根間関節・手根中手関節滑膜炎	47,49

ドプラ法	19

は

ピロリン酸カルシウム結晶沈着症	103
フォーカス	19
付着部炎	22
プローブ	18
プローブの劣化	20,21
母指外転筋腱	43

ま～わ

末節骨	30
腕尺関節	62,66,67,68
腕尺関節滑膜炎	66,67,68
腕橈関節	62,65
腕橈関節滑膜炎	65

本書は『リウマチ診療のための　関節エコー撮像法ガイドライン』（2011年発行）の改訂版です

日本リウマチ学会　リウマチ診療のための
関節エコー撮像の手引き　改訂版

『リウマチ診療のための　関節エコー撮像法ガイドライン』
として

2011年 4月15日 第1版 第1刷発行
2020年 2月 5日 第1版 第6刷発行

『日本リウマチ学会　リウマチ診療のための
関節エコー撮像の手引き　改訂版』へ改題

2025年 5月 1日 第2版 第1刷発行

ⓒ 一般社団法人日本リウマチ学会，2025
　 Printed in Japan

ISBN978-4-7581-2429-4

編　集	一般社団法人日本リウマチ学会
発行人	一戸裕子
発行所	株式会社　羊　土　社

〒 101-0052
東京都千代田区神田小川町 2-5-1
TEL　　03（5282）1211
FAX　　03（5282）1212
E-mail　eigyo@yodosha.co.jp
URL　　www.yodosha.co.jp/

装　幀　竹田壮一朗
印刷所　日経印刷株式会社

本書の複写にかかる複製，上映，譲渡，公衆送信（送信可能化を含む）の各権利は（株）羊土社が管理の委託を受けています．
本書を無断で複製する行為（コピー，スキャン，デジタルデータ化など）は，著作権法上での限られた例外（「私的使用のための複製」など）を除き禁じられています．研究活動，診療を含み業務上使用する目的で上記の行為を行うことは大学，病院，企業などにおける内部的な利用であっても，私的使用には該当せず，違法です．また私的使用のためであっても，代行業者等の第三者に依頼して上記の行為を行うことは違法となります．

JCOPY ＜（社）出版者著作権管理機構 委託出版物＞
本書の無断複写は著作権法上での例外を除き禁じられています．複写される場合は，そのつど事前に，（社）出版者著作権管理機構（TEL 03-5244-5088，FAX 03-5244-5089，e-mail：info@jcopy.or.jp）の許諾を得てください．

乱丁，落丁，印刷の不具合はお取り替えいたします．小社までご連絡ください．